中医师承学堂

一所没有围墙的大学

经方原创书系

条分缕析太阴病

余秋平讲《伤寒论》之太阴病篇

余秋平 著

全国百佳图书出版单位

中国中医药出版社

·北 京·

图书在版编目（CIP）数据

条分缕析太阴病：余秋平讲《伤寒论》之太阴病篇 /
余秋平著 .—北京：中国中医药出版社，2022.6
（中医师承学堂 . 经方原创书系）
ISBN 978-7-5132-7532-3

Ⅰ . ①条… Ⅱ . ①余… Ⅲ . ①《伤寒论》—研究
Ⅳ . ① R222.29

中国版本图书馆 CIP 数据核字（2022）第 056199 号

中国中医药出版社出版
北京经济技术开发区科创十三街 31 号院二区 8 号楼
邮政编码　100176
传真　010-64405721
廊坊市晶艺印务有限公司印刷
各地新华书店经销

开本 710 × 1000　1/16　印张 19　字数 243 千字
2022 年 6 月第 1 版　2022 年 6 月第 1 次印刷
书号　ISBN 978-7-5132-7532-3

定价　78.00 元
网址　www.cptcm.com

服务热线　010-64405510
购书热线　010-89535836
维权打假　010-64405753

微信服务号　zgzyycbs
微商城网址　https://kdt.im/LIdUGr
官方微博　http://e.weibo.com/cptcm
天猫旗舰店网址　https://zgzyycbs.tmall.com

如有印装质量问题请与本社出版部联系（010-64405510）

太阴病篇整理人员

姚睿祺

李晨浩

于　洋　郭若涵　马一川　杨　璐　常　英　程志平

陈智全　夏　东　顾　然　张　玲　余宗昂

内容简介

本书是经方临床家余秋平教授所著“经方原创书系”之三：余秋平教授以凭脉辨证、中西医理合参为特色，根据内伤外感之异，形成“经纬相合”的辨证体系：外感病以六经辨证为经，卫气营血辨证、三焦辨证为纬；内伤病以六经辨证为经，脏腑辨证为纬。

本书完整地揭示了仲景太阴病的原风原貌，并融汇古今，拓展出以阳虚为主和气虚为主的两类太阴病，力求羽翼伤寒，贴合临床实战。

作者介绍

余秋平，男，1966年出生，心内科博士、糖尿病专业博士后、主任医师。

曾受业于湖北世代名医刘荣敦教授；硕士毕业于南京中医药大学，师从张民庆教授，从事呼吸系统疾病的中医治疗研究；博士毕业于南京中医药大学，师从李七一教授，从事心血管疾病的中医治疗研究；博士后就读于中国中医科学院，师从仝小林教授，从事糖尿病的中医治疗研究。曾两次赴武汉协和医院心内科进修学习，历时3年。有长期三甲西医院工作经历，曾在ICU工作3年。

临床善用经方治疗疑难病及危重症，经常受邀到各大医院ICU、CCU会诊，或接诊西医束手无策的危重病证，其中不乏晚期白血病、小细胞肺癌、胰腺癌晚期、肝癌晚期、心衰、心梗、肺动脉高压等。

长期致力于中医经典研究，尤其精于仲景之学，深入研究《伤寒论》《金匮要略》等中医经典30余年。主张研究经典应回归本源，从原文出发，以古人视角来阐释经典原义，不为后世注家束缚自身的思维。

临床擅长治疗以下疾病：

1. 糖尿病：糖尿病及其并发症。

2. 心血管疾病：高血压、冠心病、心律失常、心肌病、顽固性心衰、心肌梗死、支架术后再狭窄、肺动脉高压等。

3. 妇科疾病：不孕症、子宫肌瘤、乳腺增生、月经失调、痛经、妇科炎症等。

4. 肿瘤：白血病、肝癌、肺癌、胰腺癌、胃癌、肠癌、肾癌等。

5. 代谢性疾病：痛风、甲亢、糖尿病并发症、代谢综合征等。

6. 儿科疾病：小儿反复感冒、咳嗽、哮喘、支原体肺炎、厌食、抽动-秽语综合征等。

学术及临床特色表现在以下方面：

1. 临证时注重四诊合参，诊法首重望诊和脉诊，亦重视腹诊，善于从细微的证候表现推知背后病机。

主张“脉证并治”，从《伤寒论》《金匮要略》原文还原仲景脉诊原貌，总结出一套切合临床的脉证体系。擅长通过脉诊进行病机推测及方证鉴别，主张脉不独见，有者求之，无者求之。以脉测证，以证释脉，真正实现了“脉证并治”，并以此指导常见病、疑难病及危急重症的治疗。

临证重辨病机，亦重方证鉴别及合方加减，尤其擅长疑难病及危急重症的治疗。近年来更致力于癌症晚期、心衰、心梗、肺动脉高压等危

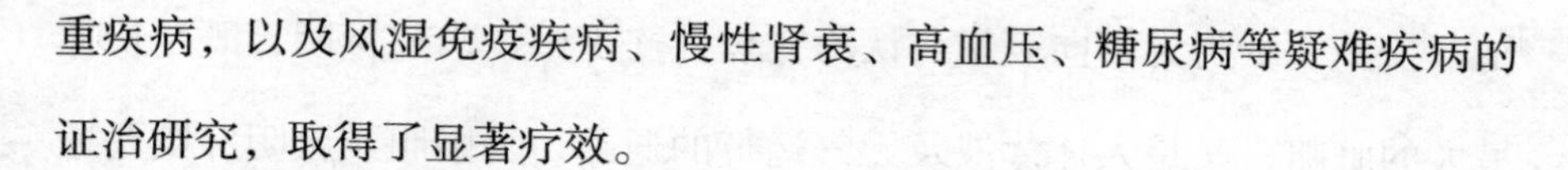

重疾病，以及风湿免疫疾病、慢性肾衰、高血压、糖尿病等疑难疾病的证治研究，取得了显著疗效。

2. 对张仲景《伤寒杂病论》的研究尤为精深，直抒仲景心意，可谓独得仲景心奥。如深入认识少阳病，提出治疗少阳主症应用柴胡、黄芩、甘草，而小柴胡汤并非少阳病主方！再如大柴胡汤，余秋平认为，大柴胡汤是治疗少阳经腑同病之方，即少阳胆经瘀滞及胆腑梗阻不通、通降不利，而非少阳阳明合病代表方！诸如此类，颠覆古今医家认识的地方还有很多。余秋平研究伤寒论，注重从临床实际出发，反对为了串解而解经文的研究。

3. 长期致力于还原仲景的经典原意，通过反复临床实践与理论研究，不断从原文中挖掘经方的内在病机特点，并结合临床实践，丰富完善了各方证的辨证要点，系统地总结了大量不典型的临床表现，极大地扩充了方证的应用范围，令后学者可迅速掌握辨证要点。

比如小柴胡汤证的辨证要点除“柴胡八证”外，还有很多常见却不典型的辨证要点，如太阳穴处热、单侧鼻孔堵、阵发性咳嗽、咳嗽急迫而舌外伸、右胁触叩痛等，临床但见一二症即可，从而完善了小柴胡汤的临床运用经验。

（可参看微信号“中医书友会”文章《讲座实录：余秋平全面讲解〈伤寒论〉少阳病》）

4. 创建了“少阳－三焦－厥阴”理论体系。该理论以三焦为纵向轴，少阳、厥阴为横向表里，认为三焦外连少阳、内连厥阴，既是机体最大的脏腑，又是人体津液及元气运行的通路，少阳胆及厥阴肝则是通过三焦，调控机体的水液代谢及气血流通。

三焦致病，轻则水液通路不畅、气机升降失调，重则人体血脉通路瘀滞，脏腑功能严重失调，免疫系统崩溃，从而导致各种严重的复杂疾病表现，如高血压、糖尿病、白血病、慢性肾衰等。余秋平通过调节“少阳－三焦”或“厥阴－三焦”平衡，恢复机体的正常水液代谢及气血通路，以治疗各种疑难大病，取得了满意疗效。

5. 危重病治疗多从少阴、厥阴论治。余秋平对少阴、厥阴条文中诸多“死证”有深刻体会，并结合临床经验，摸索出一套救治危急重症的辨治思路。经常受邀到各大医院 ICU、CCU 出诊，或接诊西医束手无策的危重症，其中不乏白血病、小细胞肺癌、胰腺癌晚期、肝癌晚期、心衰、心梗、肺动脉高压等危急重症，并取得了满意疗效，甚至治愈。

6. 纠正历代医家对阳明病的模糊认知，还原仲景对阳明病的理解。把对阳明提纲证、阳明外证、阳明腑实证、阳明血证及阳明湿热证等关键概念的辨识及理解与临床密切结合，对感染性疾病后期的转归、治疗具有很强的指导意义。另外，对阳明寒证，包括“阳明中风”“阳明中寒”“固瘕”等概念及辨治要点有深刻体会，并验之于临床，取得满意疗效。

7. 继承、发展了历代医家对温热病和湿温病的认识。一方面继承叶天士、吴鞠通等温病学家治疗外感温热病的辨治体系，另一方面从仲景条文中挖掘伏气温病的经方治疗经验及临证思路。另外，继承恩师刘荣敦教授治疗湿温病的独到经验，并运用于临床，总结出一套完整的辨治体系。

8. 继承仲景对药物功效的认识，颠覆了历代医家从《神农本草经》认识经方用药的常规模式，从《伤寒论》《金匮要略》原文推求、还原仲景对药物的理解，挖掘药物独特的性味功效，作用病机、病位力求精准，并指导临床实践，疗效肯定。

9. 系统建立"热饮"学说，深刻认识其核心病机及辨证要点，对慢性支气管炎、肺心病等慢性呼吸系统疾病的临床治疗有积极的指导意义。

（可参看论文《热饮证治法探讨》及《热饮证治再探》）

10. 通过研习《金匮要略》妇人三篇，深刻理解仲景辨治妇科病的核心病机及治疗思路，并以此指导各种疑难妇科疾病的治疗，包括不孕症、子宫肌瘤、子宫腺肌症、卵巢囊肿等，取得了显著的疗效。

（可参看微信号"中医书友会"文章《一节课讲完妇人产后病证治》）

在社会活动方面，多年来，余秋平一直致力于中医经典的传播，多次受邀到北京中医药大学，中国中医科学院研究生院、广安门医院，首都医科大学中医学院等地进行经典讲座，授课内容为《伤寒杂病论》条文解析及临床应用、从《伤寒论》看温病治疗等，受到师生的一致好评。

2016年，"余秋平经典传承工作室"在北京成立，此后，余秋平更是不遗余力地传播中医经典，并在北京炎黄中医院开设了糖尿病及高血压等疑难疾病专科门诊，对这些疑难疾病进行了广泛、深入的临床研究，旨在从中医理论上寻找突破口，掌握疾病的规律。

现在“余秋平讲中医经典”的微信公众号及微博已经开通，旨在传播中医经典与中医科普，在“余秋平讲中医经典”“中医书友会”及“中医思维”等微信公众号上，余秋平发表了大量临床研究文章，受到中医从业者及爱好者们的广泛好评。

自序

我出生于湖北黄冈，中学时偶然看了一部日本电视剧《血疑》，剧中讲了幸子罹患白血病，恋人光夫为了挽救幸子，努力研究白血病治疗规律的故事。从此，我便萌生了刻苦学医，攻克医学疑难病证的念头。

所以，我在填报高考志愿时，九个专业中有八个都填的是医学专业，还有一个非医学专业是被老师强迫填报的。最终，我以高分被三峡大学医学院录取，在这里我有幸遇到了我的师父刘荣敦教授。刘荣敦教授出身于中医世家，更是研究温病之大家，治学谨严，功底深厚。他老人家一生淡泊名利，从不著书立说，总是告诫我："唯有经典，千古流传，万不可以一得之见，标新立异，而欺诳后人！"在恩师的感召下，我跳出了统编教材的知识架构，开始到处购买中医书籍。这期间，偶然读到了刘渡舟教授的《伤寒论通俗讲话》，在读这本书的过程中，我遇到了许多疑惑，便大胆地给刘渡舟教授写信求教，没想到刘老竟然及时回信了！信中除了表扬、鼓励我一番外，还推荐了一些书给我，并希望我以后有机会可以报考他的研究生。因为刘渡舟教授的回信与鼓励，我与《伤寒杂病论》结下了不解之缘，一下子就扎进里头去了，所谓“衣带渐宽终不悔，为伊消得人憔悴”便是此中之境。

第二位对我影响比较大的是岳美中先生。他主张读经典，读原文，不主张看注家，这一点对我启发颇深。我对《伤寒杂病论》的研究造诣之所以能到今日的高度，此公的影响甚大。几十年如一日，无论是上下班、烧饭、带小孩，只要有空，我就反复读原文，反复背诵，反复琢磨。看病时，若是觉得哪些症状很像书中之病证，就拿过来用。如果用了没有效果，就反复思考，再读原文。比如我曾用瓜蒌薤白白酒汤治疗心绞痛，发现没有太大的效果，再读原文，才发现原来是要加酒煎药，而加上酒之后效果确实转佳。诸如此类依方临摹，精读原文的情况很多。所以，我研究伤寒跟别人不一样，别人一般都是参看多个注家，在诸多注家里寻找答案，故多有终其一生未能登堂入室者。因为后世著书传世者，很多都是年轻时著书，当时他们的临床水平并不高，火候不到家，所以无法揭示张仲景的本意。我反复精读条文，再结合临床实践，长期坚持学习，慢慢就有一种拨开云雾见天日的感觉了。

第三位对我影响比较大的就是胡希恕先生。他使我对六经有了更深刻的认识。当然，我个人认为胡老过多地强调抓主症和辨方证，跟张仲景所讲的辨脉证、察病机，还有一定的境界上的差距。临床很多疾病是很复杂的，需要脉证并治，才足以辨病机；单纯抓主症，有时很难把握疾病的本质，不能取得一箭穿心的效果。故而辨方抓主症，有其局限性。

虽然三十年如一日地修习经典原文，但遗憾的是“昨夜西风凋碧树，独上高楼，望尽天涯路”的迷惘，却从未在我的心头散却。直至有一次梦里，我侍诊一位年近古稀、清癯矍铄的老者，其口授心法之精到高妙，如醍醐灌顶，大启心窍，震人心魄。我知必是异人相授，遂一字一句，极尽心力，记忆于心，然梦境一醒后，马上寻找纸笔，准备再做整理，却茫然不知所云，只能遥思于梦境之外了。自此，我读书临证看病便渐入佳境，想来这位老者定是张仲景从书中走入我梦里的。“众里寻他千百度，蓦然回首，那人却在灯火阑珊处！”如此怡然之境，如此物外之地，非积数十年功夫之人亦何足与共语而深信不疑？

余自是以来，常反思己路曲折之过往，痛心中医学子不得其门而入之现状，然仅借一己之力又何益于当下中医之窘境。近年来，得遇知己王凯铭，遂于北京炎黄中医医院开馆授徒，幸得顾然、张鹏、姚睿祺、卢宗孝、张玲五位中医赤子执弟子礼拜入门下。我的深刻体会是，中医诸多疑惑，不辨不明，越辨越明，教学相长。在长期的临床带教中，于我而言，学术造诣可谓更上一层楼；于弟子而言，将我平日临证之口传手授与师生同辨之言，录之于音、文之成册，并附以各位弟子平日学习之心得与临证之体悟，整理成书，俾我伤寒之学不至湮没，亦期有裨于中医初学者。

书既已成，余常想余虽未若叶天士于中医成法之外另开一法门而成《温热论》，然立足仲景本意之脉证并治以治仲景之学，于当今之世，我或过之，亦未可知？一得之见，纰漏在所难免。

余秋平

2022 年 5 月于北京

编写说明

1. 本书《伤寒论》条文的内容、断句与编号均依钱超尘整理、人民卫生出版社 2005 年 8 月出版的《伤寒论》版本。

2. 本书《金匮要略》条文的内容、断句均依何任整理、人民卫生出版社 2005 年 8 月出版的《金匮要略》版本。

3. 为便于读者掌握原文精神，对个别条文做了必要的删减与调整。

4. 对部分方药有争议者，多依据对该方证病机的认识与切实的临床实践来鉴定、修改，但并未在条文后加以说明。

5. 对部分条文断句有异议者，多依据对条文的认识与切实的临床实践来鉴定、修改，但并未在条文后加以说明。

目 录

第一章

太阴病总论

第一节　太阴系统的组成及功能

张仲景的六经辨证体系脱胎于《内经》，是以经络脏腑为物质基础。不过，张仲景对太阴病证的认识，与其他五经病证稍有不同。张仲景的太阴病，重点阐述足太阴脾的病证，其中还包括了部分足阳明胃的病证，而对手太阴肺的病证，完全没有涉及。这是因为肺为娇脏，居上焦，主皮毛，外感病初期（太阳病、阳明病、少阳病）最易累及于手太阴肺；而内伤病中，寒饮伤脾、七情郁肝、房劳伤肾、跌打瘀肝等都易累及手太阴肺，导致手太阴肺病，故手太阴肺经的病证，很难完全归属于太阴病中。而且《金匮要略》里另有多篇专论手太阴肺经病证的辨治。故仲景并未机械地把手太阴肺经的病证论治列入太阴病篇中，这十分符合临床实际。

因此，六经辨治体系的太阴系统，主要是指足太阴脾经与足太阴脾脏。

足太阴脾经起于足大趾末端，沿大趾内侧赤白肉际，经过第1跖趾关节后，上行至内踝前，再沿小腿内侧胫骨后缘上行，至内踝上8寸交出足厥阴经前，经膝、股内侧前缘上行，进入腹部，属于脾，联络胃，通过横膈上行，夹咽部两旁，连系舌根，分散于舌下。胸腹部支脉，从胃向上通过横膈，流注于心中，与手少阴心经相接。

足太阴之脏——脾，与解剖意义上的脾脏不同，中医学认为，“脾主大腹”，小肠占据腹腔位置最多，是人体最重要的消化吸收器官，具有分清别浊的功能，饮食被消化后，主要经小肠吸收。这些功能特性，与脾主升清、消化吸收水谷精微的功能特点是高度一致的。所以中医的脾，不仅包括解剖意义上的脾脏，还包括了小肠等消化器官。

中医学认为，脾在五行属土，位居中焦。其气与长夏相通，其性喜燥而恶湿。脾和胃为消化系统的核心，脾主运化，胃主受纳。脾为太阴之土，胃为阳明之土，脾胃之气合称中气。中气者，功能升清而降浊，脾以升清为健，胃以降浊为顺，脾升而胃降，分工配合，共同完成对饮食的消化吸收，化生气血，排泄糟粕，故脾胃共称为“后天之本”。

足太阴脾脏的生理功能主要有**运化、升清、统血**。细解如下。

（一）脾主运化

脾主运化是指脾脏具有把水谷转化为气血精微的功能。

1. 运化食物

《素问·经脉别论》言：“食气入胃，散精于肝，淫气于筋。食气入胃，浊气归心，淫精于脉。”食物入胃，经胃初步消化后，再将食糜下输入小肠，最后入大肠，中医称之为胃气降浊，胃主受纳的过程。食糜入小肠后，在小肠进行深度的分解消化，再由脾气升清，把食糜中的精微物质，吸收进入小肠壁的毛细血管之中，成为气血，中医把这一过程称为脾气升清，脾主运化。进入小肠壁血管之中的水谷精微，变为气血，上输入心和肝，再由心输送全身，以营养五脏六腑。

2. 运化水液

《素问·经脉别论》言：“饮入于胃，游溢精气，上输于脾，脾气散精，上归于肺，通调水道，下输膀胱。”同样的，脾气升清，能把饮食中对人体有益的津液，吸收进入小肠，并上输至肺。正因为脾气是水饮吸收进入小肠，再上输入肺的主要动力，中医把这一过程，称为脾主运化水液。吸收入肺的津液，再由肺气宣发肃降，下输肾和膀胱，最后经过肾的气化，把有用的津液气化上达吸收，将体内的废水主要以尿液的形式排出。如此，脾、肺、肾三脏合作，共同完成人体的水液代谢。如果脾气不足，水液不得气化，则易停积体内，变生为痰饮、水湿，外现浮肿、痰喘、咳嗽等。故中医学认为“诸湿肿满，皆属于脾”“脾为生痰之源”，说明脾气或脾阳虚弱，是水湿、痰饮、肿满产生的根本原因。

（二）脾主升清

脾主运化水谷，皆是以脾气升清功能为前提的。脾主升清的“清”，是指水谷中的精微物质。脾主升清，是指脾气将小肠消化后的水谷精微，吸收进入小肠壁的血管之中，并且上输进入心、肺的功能，是脾能运化水谷、转换气血的源动力。若脾气虚弱，无力升清，则水谷精微难以被充分地吸收并更多地转化为气血，五脏气血生化就乏源；而且饮食水谷停滞不化，集聚于中，则易变生为痰、湿、水、饮等代谢垃圾，从而出现水湿不化、湿浊困脾等证；脾不升清日久，易出现久泄、脱肛、内脏下垂等中气下陷诸症。故中医学认为，脾气以升清为健。

（三）脾主统血

脾主统血，是指脾气具有固摄血液、防止血液从血管中渗透外溢的功能。如果脾气虚弱，无力固摄血液，就容易出现各种出血的病证，如皮下出血斑点、大便出血、小便出血、阴道出血、鼻腔口腔出血，称为“脾不统血”。

脾的正常功能的实现，主要归功于脾阳和脾气。脾阳主温煦，可腐熟水谷、温化水液、温暖四末等；脾气主升清，可升发清阳、运化水谷精微等。故太阴病主要是脾阳和脾气的病变，根据其偏重不同，可分为两大类：**①以脾胃阳虚、寒湿水饮不化为主的太阴病。②以脾胃气虚、湿浊或湿热困脾为主的太阴病。**

第二节 太阴病的两大类证型

“实则三阳，虚则三阴”。三阴病都有相应内脏的虚损。太阴病的本质，就是太阴脾脏的脾气或者脾阳虚损后，继发的一系列消化系统病证。临床上，有因误用吐下伤脾胃，外邪乘虚内陷的外感太阴病；更有因饮食不节，或劳倦过度，或滥用寒凉，损伤脾气或脾阳，导致的内伤太阴病。

通过对《伤寒杂病论》《脾胃论》等中医经典理论的深入研究和长期的临床探索，我将太阴病常见的两大类证型总结如下。

（一）以脾阳虚弱为主，表现为寒湿水饮不化的太阴病

人体消化系统具有消化吸收和输布津液的功能，全赖于脾脏的阳气。若因贪凉饮冷、滥用清火消炎药等，造成脾胃虚寒、温运失司，则容易导致寒湿、水饮内停等病理改变。

脾阳虚的典型脉象是右关脉弦而弱。若脾阳虚兼见寒湿偏重者，则易见腹胀、腹痛、腹部喜温喜按、大便稀软、阴囊潮湿、脚气、湿疹、舌苔白厚腻等；若脾阳虚兼见水饮偏重者，则易见浮肿、头眩、目胀、泡沫样稀痰、心悸、肢酸瞤动、舌苔水滑等。常见于慢性支气管炎、哮喘、心衰、各类积液、寒性腹泻等疾病。

治疗原则是“病痰饮者，当以温药和之”。所以仲景治疗太阴病的方药，绝大部分以温阳散寒化饮为主。脾阳虚，寒湿较重者，治方如理中汤等；脾阳虚，水饮较重者，治方如苓桂剂、小青龙汤等。

（二）以脾气虚弱为主，表现为湿浊或湿热不化的太阴病

前言寒湿水饮久不化者，不难想到温阳化饮之法；而临床上，有很多的太阴病表现以湿浊或湿热见症为主，予化湿、淡渗、清热诸法却久久不愈。其根本原因是脾胃元气虚，清阳不升！正因为脾胃气虚，其运化水谷、升发清阳的能力下降，才会有湿浊渐生，湿蕴化热，湿邪久羁不去。

临床上，如果纳呆、痞闷、肢困、便溏、身热而烦、口苦口黏、小便短赤、舌苔厚腻等湿浊困阻的病证突出者，往往容易掩盖脾胃气虚的本质。所以，辨识脾胃元气虚弱十分关键。总结脾胃元气虚的辨证要点如下。

1. 病史特点： 一是既往是否有劳倦过度、饮食不节等病因；二是脾胃病久病不愈者，凡是久病湿浊或湿热不愈者，往往多有脾胃元气虚、升清无力的内因；三是病在长夏季节发作或加重者，俗称"苦夏"病。脾为湿土之脏，在时为长夏。长夏时节，天暑下迫、地湿上蒸，若脾胃元气虚者，更易感受外界湿热邪气，故有湿病或湿热病发作或原有疾病加重的情况。

2. 脉象特点： 常见右关脉芤弱。若气虚湿邪重者，可兼濡缓；若气虚湿热重者，可兼洪大滑数。

3. 症状特点： 若有上述两点，再兼见面黄、四肢困倦、神疲乏力、纳呆便溏、胸闷喘促、心慌气短等一二症，即可断为元气虚！即便湿浊兼症突出，纳呆便溏也绝对不是单纯的湿阻气滞证，必有脾胃元气本虚之因。

脾胃元气虚、湿邪或湿热久羁，常见于慢性肝炎、慢性肾病、皮肤病、艾滋病等。治疗上，张仲景的论述较少，仅列举了厚朴生姜半夏甘草人参汤、旋覆代赭汤、茯苓饮等寥寥数方。后世李东垣在这类太阴病的治疗上发挥颇多，创立了补中、升阳、胜湿、散火诸法，做出了重大的贡献。单纯脾胃元气虚、清阳不升者，治如补中益气汤；元气虚，湿困，兼有阳气郁滞者，治如升阳益胃汤；脾胃元气虚，湿热较重者，治如清暑益气汤；元气虚生痰、风痰上扰者，治如半夏白术天麻汤等。

●为什么《伤寒论》中太阴病的条文最少

太阴病篇主要论述消化系统疾病，是临床上最多见的一类疾病，但恰恰是《伤寒论》里条文数最少的一篇。其实，太阴病并不少见，只是临床上大多数的太阴病都是内伤引起的，如饮食、劳倦，或过用寒凉造成的，而外感太阴病是素体太阴脾阳弱，或者误治伤了太阴脾阳而风寒之邪内陷造成的，这类太阴病并不太多见。正因如此，大部分太阴病证治都放在了《金匮要略》腹满寒疝宿食病篇、呕吐哕下利篇、痰饮咳嗽病篇等相关篇章中论述。

我们不可因此而轻视《伤寒论》的太阴病篇，虽然其以论述外感太阴病的证治为主，但是这些条文也深刻地揭示了太阴病的病机规律，值得我们反复研究。本章将重点解析张仲景的太阴病篇条文。

第三节　太阴病的提纲证解析

●《伤寒论》第273条

太阴之为病，腹满而吐，食不下，自利益甚，时腹自痛。若下之，必胸下结鞕。

条文解读

凡是具有“腹满时痛”等腹部症状，再加上容易出现“呕吐、食不下、自利”等胃肠功能失常的一类病证，中医称之为“太阴病”。

张仲景习惯上将全腹部分为三部分：“心下”“腹”和“少腹”。“心下”，专指上腹部的剑突与两肋弓交叉而成的三角区域，即胃上脘处。“少腹”，指肚脐以下的小腹部，与后世医家指两侧腹股沟处为“少腹”有所不同。张仲景所说的“腹”，特指心下与少腹之间的整个脐腹部，又称“大腹”。其中，“心下”为阳明胃所主；“脐腹” / “大腹”为太阴脾所主；“少腹”则为厥阴肝与少阴肾共主的区域。正因为脾主大腹，所以太阴病常见腹满时痛等大腹部的不适症状。

太阴病的腹痛特点是时腹自痛，而不是持久性的疼痛。持久性的腹部疼痛，多数是急性消化道炎症疾病，如急性胰腺炎、急性胆囊炎、急性肠梗阻、腹膜炎等；少数为急性心梗、急性肠系膜动脉栓塞等急性梗阻性疾病所致。而时腹自痛，或短暂的腹部痉挛性疼痛，则常见于两种病机，一是脾虚寒兼肝血虚，肝气乘脾；二是脾虚寒兼有寒凝收引。总之，多有脾虚寒的内因，平日可见腹部怕冷喜暖，因受凉、劳累导致腹痛发作或加重等特点。

“腹满”的病因多为“脏寒生胀满”。太阴病的“腹满”往往具有“腹满时减，复如故”的特点，病机为脾虚寒，失于温养，治疗当与温脾散寒之药。临证必须注意“持续性腹满”与“腹满时减”是虚实之区别点。太阴病的本质，是脾阳虚，胃肠失于温养，所以胃肠就会出现寒凝气滞，病变集中于大腹部，表现为大腹部的时满、时胀、时痛，以及其他胃肠虚寒、功能失常的症状。

从严格的意义上讲，太阴病是太阴脾和阳明胃的虚寒证，是因脾虚寒导致胃虚寒，脾胃失于温养，从而继发一系列胃肠功能紊乱的症候。临床上，太阴病的患者，太阴脾虚寒证与阳明胃虚寒证常兼见或交替出现。太阴脾虚寒，导致寒湿内生，故常有腹满时痛；若脾阳虚进展，则可见“自利益甚”，即饮食不慎即易大便溏稀，受寒或劳累后，亦易腹泻便溏；若脾阳虚而寒甚，胃肠无阳以蠕动，腑气不降，寒湿水饮转而上逆于胃，则可见“食不下、呕吐”等症。

一、太阴脾与阳明胃的关系

足太阴脾，主运化，主升清，位居大腹；足阳明胃，主受纳，主降浊，位居胃上脘。张仲景将太阴脾与阳明胃区分得很清楚。比如，脾胃受寒证往往细分为阳明中寒证与太阴中寒证两类。阳明中寒证，常予吴茱萸汤等治疗；太阴中寒证，则常予桂枝人参汤、理中汤、四逆汤等治疗。**（关于吴茱萸汤证详见于厥阴病篇）**

虽然脾胃病相互影响，难以截然分开，但临证时，仍须细分是偏于太阴脾病为主，还是偏于阳明胃病为主，否则就会治不中的。

中医上常言的“中气”，是脾胃元气的总称。中气分于脾，即是脾气；中气注于胃，即是胃气，二气合称中气，功具升清而降浊之能。其中，脾气主升清，脾气将小肠消化的精微物质吸收入血液，并上输入肝注心达肺，以滋养脏腑百骸；胃气主降浊，胃气促进胃肠次序向下蠕动传导，最后将胃肠消化吸收剩余的废物排出体外。中气实，则升降相因，脾胃协调，共同完成食物的消化吸收与糟粕的排泄。

如果中气虚弱，则脾升清无力，甚至脾气虚陷，清气下陷，易生下利、腹胀等，久则化生气血不足，肌肉失养则四肢消瘦，五脏失养则营养不良、贫血、虚劳等；胃降浊无力，则糟粕易于停滞胃肠，胃肠浊气反而上逆，而见胃胀、嗳气、呕吐等症。

二、脾土与肝木的关系

中医学认为，木能疏土（即木克土），肝木与脾土息息相关。一方面，肝藏血，主疏泄，当肝血充足、疏泄如常时，能助脾胃受纳运化；另一方面，脾胃纳运有序，清气升而浊气降，既有助肝木之疏泄，又化生气血以滋养肝脏。

太阴病之中，常见肝木与脾土不和：①因脾胃气虚者，化生气血不足，肝失血养，肝气易郁易亢，反来乘克脾土。②因脾胃阳虚者，寒侵入肝，则肝亦寒凝，易致肝寒而气郁，乘犯脾土。此两种均属土虚则木乘。

外感太阴病，本多脾胃虚寒之证，若因医误用下法治疗，则脾胃更虚，风寒外邪易于内陷入于肝经，肝受邪而郁逆，一方面克伐脾土，另一方面夹水饮上冲，故可见“胸下结硬”，即胸胁部与心下的胀痛、结硬。“结”，是气结；“硬”，多为肝气夹水饮、痰湿等有形之物，结聚成块所致。《伤寒论》第 15 条的“下之后，客气上逆”也是这种情况。

三、论肝寒而郁的治疗心得

因肝寒而郁所致的胸胁下结硬等病症，是不宜用柴胡、香附或四逆散等去疏肝气的，因为越疏就越耗气，越易导致肝气上逆。因为其根本病机是肝寒，所以这时需用桂枝、吴茱萸、生姜等，既入肝经，又具辛温散寒之效，温肝散寒，才能开肝寒之郁，而平冲降逆，方如苓桂术甘汤、生姜泻心汤、桂枝人参汤等。

其中，如属肝经之虚寒为主者，则宜用肉桂或桂枝，温肝经而散外寒，才能平冲降逆；如属肝脏之虚寒为主者，则用吴茱萸或生姜，温肝脏而化内寒，以收平冲降逆之效。

有脾胃虚寒证的患者，很多人都有体会，一旦过吃瓜果冷饮，或受凉之后，往往就容易出现胸痛或胁肋疼痛。这个时候，用疏肝理气药是不能解决问题的，只有服含有桂枝、生姜、吴茱萸等辛温开郁的药物或食物，才能解决寒凝肝郁引起的病症。

如果是因内伤情志起病，如生闷气、吵架等，而见胸胁胀、打嗝、嗳气等气机郁滞见症者，则宜用柴胡、香附或四逆散等疏肝理气为治。

四、小结

太阴病涉及几个问题：①脾胃虚寒，导致脾运不及、胃纳不行。脾不升清、寒湿下注则常见腹泻、腹痛、乏力等；胃不降浊，寒湿上逆则见呕吐、纳差等。②脾胃虚寒，易招致肝木乘犯，常见腹满、气上冲、胸下结硬等。此时不宜用厚朴、枳实等行气消胀，只有用温肝开郁降逆的药，如桂枝、吴茱萸等，才能从根本上解决肝寒而郁的问题。

第四节　太阴病的证治策略

●《伤寒论》第277条

自利不渴者，属太阴，以其脏有寒故也，当温之，宜服四逆辈。

条文解读

“自利不渴，属太阴”，脾主运化，全赖脾阳与脾气。如果太阴脾阳内虚，如同锅底火小，难以腐熟食物，胃肠也因脾阳不足，饮食难化气血，反生寒湿，寒湿积于胃肠，故常见大便自稀，或时易腹泻。太阴病，只是脾阳不足，病损并未累及于少阴肾阳，故病症多见自利不渴，如同锅底火虽小，仍能蒸腾水气上达于口舌，故口不渴。

若太阴脾阳虚甚，累及于肾阳，导致肾阳虚微，则属少阴病。少阴病，是锅底火微，不仅无阳温化食物，亦无阳以蒸腾水气上达于口舌，故少阴病多自利兼口渴。肾主水，也说明少阴肾阳是全身主水液气化的主动力。故282条云："自利而渴，属少阴。"

少阴肾阳，为命门之火，肾火能生脾土。若少阴肾阳虚弱（命门火衰），则火不生土，脾阳必虚，亦可致自利（腹泻）。少阴病，肾阳虚弱，无力蒸腾气化水液上达于口舌，故易见口渴之症。故腹泻伴口渴者，病属少阴。

"以其脏有寒故也，当温之"，指明太阴病的主病机为脾阳虚有寒，故治宜温中阳，祛寒湿，以恢复太阴之阳气。

"宜服四逆辈"，脾为太阴，太阴位居大腹，包括肚脐周围，以及胃脘以下的部位。而肚脐以下的小腹，古称少腹，为肾所主。如果见脐周腹部的时痛、时胀，伴下利，病位在太阴与少阴交界处，故应脾肾同治，首选四逆汤为宜。

一、"宜服四逆辈"的深刻内涵

太阴病见自利不渴，既然治宜温中，理当以理中汤或甘草干姜汤为代表方。因为理中汤中含有甘草干姜汤，以温复中阳；有人参、白术，以补脾气，健脾运，十分合适。如兼少阴肾阳亦虚，可于理中汤中更加附子即可，仍不离理中辈范畴。仲景为何言太阴病，大法宜“四逆辈”呢？

太阴病的治疗大法，独提宜服“四逆辈”，却不说宜理中辈，是大有深意的。因为外感三阴病，都是外邪乘虚内陷入于三阴之经脏，发为三阴之病，其相应内脏的阳气本已虚弱，病情极易恶化。外感太阴病，也是先有太阴脾虚寒的内因，复感风寒外邪之后，风寒之邪乘虚而直中太阴经脏，发为“腹满时痛、自利不渴”等太阴病症。目前，看似是一派太阴病的病症表现，但是稍不留神，病情就会直转急下，很快损及少阴的阳气，发为“脉微细、但欲寐、下利清谷、手足厥逆”等少阴病的见症。少阴病，如果治不得法，就会进一步导致脾肾阳气损伤，中气衰败，发为“除中证”，易有性命之忧，临床上病情突然恶化者，常有类似的情况，不可不慎。

例如《伤寒论》第372条云：“下利，腹胀满，身体疼痛者，先温其里，乃攻其表。温里宜四逆汤，攻表宜桂枝汤。”“下利、腹胀”看似是太阴病的见症，医生习惯会用理中汤去治疗，但仲景在此特别强调温里“宜四逆汤”，正是此意。此两条之用意均是特意提醒：临床上，遇有太阴病见症者，一定高度警惕，要见微知著，慎防治不得法而导致病情恶化！

脾主大腹（肚脐以上，心下胃脘以下），而脐周及脐下为肾所主。如果下利伴全腹部的胀满、时痛，病虽属太阴，但已涉少阴之界，少阴阳虚已见，治疗只宜脾肾同治，故首选四逆汤，绝不是理中汤！

所以，本条治言“宜服四逆辈”，其意义有二：①外感三阴病传变迅速，既要分清三阴之主次，又要清楚三阴病之间的内在联系，和病情的传变规律，做到心中了然，早为预判；②三阴病治疗不当，极易恶化。临证时，一定要见微知著，防患于未然。如刻下虽是太阴病，但只要出现少阴阳虚的一二苗头：如阴证面色、精神萎靡、脐腹胀满、右尺脉弦弱等，就一定要太阴少阴同治，重点治疗少阴，首选四逆辈，温振肾阳，兼温脾阳散寒。待少阴肾阳温复之后，其病仍未痊愈，可转拟理中汤类方施治。这是张仲景极其宝贵的临证经验，必须高度重视！

二、鉴别：四逆汤证与理中汤证（表1）

四逆汤主治脾肾阳虚，阴寒偏重，病位偏于脐腹部，其病易见脐腹胀满、下利清谷、手足厥逆、精神萎靡、右尺脉弦弱等症。病情较重，病势较急，易转为危重之症。此证脾肾阳气俱虚，元阳易脱，中气易败。此时，急宜守固中气，回阳救逆，逐祛阴寒。故此方以炙甘草补固中气、保守胃气，以保性命之根本，且甘缓之性，可使姜、附温补之热力绵长，则阳气可复；干姜温脾阳；附子温肾阳。三者缺一不可，而成回阳救逆、守中逐寒的第一方。

理中汤主治脾胃阳虚，寒湿不化，病位偏于肚脐以上的上腹部，其病易见胃脘部或上腹部的时满时痛，纳差，呕吐，便溏或下利，口中多涎，右关脉弦而弱等症，病势较缓，病情较轻。治宜温补脾胃阳气，首选理中汤。此方以甘温之人参，补益中气；以辛温之干姜，温中散寒，温补脾胃之阳；以苦温之白术，健脾运而化湿止泻；以甘温性缓之炙甘草，甘补守中，合而温中阳、健脾补胃，为温中健脾之第一方。如果病兼有脐腹部的胀满时痛者，虽无少阴阳虚之兆，也宜于理中汤中加附子治疗，即附子理中汤。如果兼表寒，宜于理中汤中加桂枝，以解表寒，即桂枝人参汤。

表 1　四逆汤证与理中汤证的鉴别

方证	四逆汤证	理中汤证
病机特点	脾肾阳虚，阴寒偏重	脾胃阳虚，寒湿不化
病位	偏于脾肾，脐腹部	偏于脾胃，肚脐以上的上腹部
临床表现	脐腹胀满，下利清谷，手足厥逆，精神萎靡，右尺脉弦弱等症	胃脘部或上腹部的时满时痛，纳差，呕吐，便溏或下利，口中多涎，右关脉弦而弱等症
病情特点	病情较重，病势较急，易转为危重之证	病情较轻，病势较缓
组方特点	同：都用炙甘草、干姜守中温中，温补脾胃阳气 异：四逆汤用附子以温肾阳，配合干姜、炙甘草而达回阳救逆、守中逐寒之功；理中丸（汤）则用人参、白术，益气健脾除湿，配合干姜、炙甘草而达温中健脾之功	

三、兼谈附子的炮制问题

张仲景用附子，习用生鲜附子，先去皮、破为八片后，再以小火慢慢炖煮。现在附子的炮制有两个严重的问题：第一，是附子没去皮，所以容易中毒。因为皮里面的乌头碱含量是最高的，现在不去皮的原因是目前设备的工艺还没达到，人工去皮，人工费过高。第二，目前惯以卤水浸泡附片防腐，用时再反复用清水浸泡去盐卤味，最后再入药煎煮。因为卤水有卤盐，过咸本易伤肾，而咸毒难以去尽，极易伤肾阳之气。为什么用卤水制？一是历史传统，二是卤水的成本低，附子卤水制后可增重 20%，产量增加 20%，有巨大的利润驱动。

附子中毒的解救法，用绿豆汤可解，如果大剂量使用时，最好告诉患者提前备好新鲜绿豆汤，一般半小时到两小时即可解毒。

第五节　太阴病发黄的病机证治

●《伤寒论》第278条

伤寒，脉浮而缓，手足自温者，系在太阴。太阴当发身黄，若小便自利者，不能发黄。至七八日，虽暴烦下利日十余行，必自止，以脾家实，腐秽当去故也。

条文解读

外感风寒，内传太阴，如果脾阳不虚，正邪斗争，往往外现发热恶寒，内现呕吐腹泻之症。此虽为病，然也提示邪有外出之机，此时稍加治疗，多易痊愈。但是，如果内生湿浊，里有脾阳受遏，外兼伤寒表郁，则易致三焦阳气郁滞，邪气难有外出之机。此时患者手足自温，多是三焦阳郁于内的表现。

太阴病，如果脾阳虚较重，甚至兼有寒湿内盛者，其人常手足厥凉，其脉多见弦迟、弦弱。但如属以湿浊困脾、脾阳受遏为主者，不管是否兼有脾阳不足，患者往往多见手足自温。

伤寒见脉浮，是表有邪郁的表现；伤寒见浮脉兼缓，而非浮紧脉，乃是内有湿郁之兆。此脉缓，是一种软趴趴的濡软脉，有脉大而濡软，也有脉细而濡软，总之都是湿困脾气的一种特征脉象。临床上，湿温病以及西医所讲的黄疸型肝炎等，常见濡软之脉。

临床上，患者同时具备脉浮而濡缓和手足自温这两个特点，一定是内有湿困太阴，气机不宣，外有表郁失宣，如此上中二焦气机郁滞失宣，湿浊内阻，外无出路，故多伴有汗出困难，困乏疲倦，下肢沉重无力，或四肢酸软无力，纳呆，小便黄而短少不利，舌苔厚腻等表现。此病是以湿郁太阴为主，脾为湿困的症状最为突出，故曰“系在太阴”。

总之，外有邪郁于表，肺气失宣，表汗不出，上焦失宣；内有湿困太阴，中气不畅，中焦郁滞。三焦气机郁滞，往往胆气难以下降，胆汁排泄郁阻，就特别容易身发黄疸。若见阳明内热者，则容易成湿热之阳黄证（脉兼滑而缓），若兼太阴内寒者，则容易转成湿寒之阴黄证（脉兼弦而缓）。

若小便自利者，则说明三焦气机并未完全郁滞，湿浊尚有下出之路，必中焦郁阻，自会渐开，胆汁自能下排，故不能发黄。所以，临床上必问小便是否有黄短不利！如果以前小便量大，现在小便只有一点点，又黄又短少，就需要警惕了，此是湿浊困阻三焦之兆，患者很容易继发黄疸。另外，如果能汗出遍身，也是三焦气机宣畅的征兆，湿浊自有表里之出路，所以也不会发黄疸。

总结太阴发黄的辨证要点如下：**①脉浮而濡缓；②手足自温；③小便不利；④无汗或但头汗出；⑤巩膜黄**。

外感太阴病，脾阳内虚，寒湿不化，如果病至七八日，脾阳来复，必然出现阳复而逐邪外出之机转，患者会突然发烦不安，继而下利日十余次，肠中腐秽排尽之后，下利必然自止。故解释为“以脾家实，腐秽当去故也。”

临床上，太阴阳气来复自愈的不多，但服了四逆汤等药后，出现发烦下利数日的倒是不少，这是阳气来复的佳兆。如慢性肝炎、慢性胃肠炎，病属于太阴病寒湿不化者，吃了温补药，尤其四逆汤类方，往往易出现暴烦下利，一天下利十几次的现象，不可误认为是病情加重的反应。

患者腹泻后，精神反而更好了，舌苔厚腻也退了。这就是典型的脾家实，阳气来复，腐秽当去。

●太阴发黄的临证心得

太阴病兼见黄疸，属于典型的阴黄证。如果黄疸轻，脾阳虚寒证不明显者，可以用茵陈五苓散治疗；如果脾阳虚寒证明显者，可选用茵陈术附汤，或茵陈四逆汤治疗。

如果太阴病发黄，兼有外湿，时值梅雨季节，湿浊邪重，舌苔厚腻者，单用茵陈五苓散疗效不好，此为外湿与内湿相合，常须加入藿香、佩兰，以芳香化浊，加强祛除外湿之力。

外有邪郁，内生湿浊，如兼胃热者，则湿郁易从阳化热，变成湿热阳黄证，治宜选用茵陈蒿汤、栀子柏皮汤等。

最后，要叮嘱患者避免夜宿室外、居住潮湿，以及进食荤汤油腻、瓜果冷饮等助湿之物。

第六节　太阴病的欲解时

●《伤寒论》第 275 条

太阴病，欲解时，从亥至丑上。

条文解读

“亥至丑”是晚上九点钟到凌晨三点钟。因为人体卫阳之气，与太阳（外界的阳气）同升同降。卫阳之气，昼行于阳（阳经），夜行于阴

（阴经）。亥至丑时，太阳循行于地球的背面，与此同步，人体的阳气（卫气）进入太阴脾经，太阴脾在此时段内能得到阳气（卫阳）的资助，故其病易愈。如果病邪较重，脾阳内虚，得到卫阳之资助后，起而抗邪，就有可能出现腹痛、腹泻等阳气来复，驱邪外出的表现，故主病向愈。

第二章

理中汤类方——脾胃阳虚，寒湿不化

根据脾阳虚与脾气虚的偏重，太阴病可分为两大类证型：①以脾胃阳虚，寒湿不化为主的太阴病；②以脾胃气虚，湿浊困脾为主的太阴病。仲景对于脾胃阳虚的太阴病论述较详，其中，又可细分为寒湿不化、水饮内生、肝脾不调三类。本章将主要论述脾胃阳虚，寒湿不化证的病机证治。

第一节　理中汤
——脾胃阳气虚，寒湿不化之主方

一、病机要点

理中汤证的病机要点是**脾胃阳气俱虚，以阳虚为主，兼寒湿不化**。脾主运化、主升清，胃主受纳、主降浊，两者生理功能紧密联系，病理变化也常相互影响。理中汤证，重在脾阳虚，一方面脾寒累及胃寒，另一方面脾不升清，运化失司，内生之寒湿阴邪，易上逆于胃，影响其受纳。故本方虽为脾胃同治之方，实以治脾为主。脾阳脾气恢复，升清有权，则阴浊自降，胃纳复常，最终恢复中焦升清降浊的功能。

●《伤寒论》第273条

太阴之为病，腹满而吐，食不下，自利益甚，时腹自痛。若下之，必胸下结鞕。

条文解读

解析可详见第一章 太阴病概论。

●《伤寒论》第159条

伤寒，服汤药，下利不止，心下痞硬。服泻心汤已，复以他药下之，利不止。医以理中与之，利益甚。理中者，理中焦，此利在下焦，赤石脂禹余粮汤主之。复不止者，当利其小便。

条文解读

“伤寒”，指外感寒邪起病。

误服下药后，出现“下利不止，心下痞硬”，服泻心汤和理中汤均不效，提示主要病位并不在中焦。“此利在下焦”，指出此证的关键在下焦滑脱不固。不解决下焦不固，则腹泻不止，腹泻不止又继续损伤脾胃元气。脾气虚，运化无力，清气下陷，则腹泻不止；运化无力，则湿浊中阻，胃气上逆，故心下痞硬不除。

如用赤石脂禹余粮汤固涩无效，还可采取“利小便，以实大便”的策略，总之以止泻为要。只有腹泻止住了，才能恢复中气升清降浊的机能。

“理中者，理中焦”，说明理中汤的功效，是**振奋脾胃阳气，燮理中焦，以恢复中焦升清降浊的能力**。脾胃居于中焦，中焦不调表现为升清降浊紊乱，其中又以脾不升清为关键，胃失和降仅是继发病机。故理中汤燮理中焦，重在温振脾阳、健脾助运，恢复脾之升清，最终达到升清降浊复常的目的。

●《金匮要略·胸痹心痛短气病脉证治》

胸痹，心中痞，留气结在胸，胸满，胁下逆抢心，枳实薤白桂枝汤主之；人参汤亦主之。

人参汤方

人参　甘草　干姜　白术各三两

上四味，以水八升，煮取三升，温服一升，日三服。

条文解读

胸痹病，是以心胸部憋闷不适为主要表现的一类病症，其病位在上焦，张仲景认为其病机多为“阳微阴弦”。本条论述胸痹病兼有气机上逆的证治。

“心中痞”“留气结在胸”“胁下逆抢心”，均为气机上逆的表现。临床上，患者常诉有胸部憋闷不适、胃脘胀满、胁肋胀痛，腹部有气上攻，或嗳气，或泛恶、呃逆等症。

本病常见两种证型。一种是心阳不足，痰气上逆，痹阻胸阳，治宜枳实薤白桂枝汤，以温通心阳，涤痰下气宽胸；另一种是脾胃阳虚，清阳不升，浊阴上逆，致胸阳痹阻，治宜人参汤（即理中汤），温振脾阳以助胸阳，健脾升清以降浊阴。

●《伤寒论》第386条

霍乱，头痛发热，身疼痛。热多，欲饮水者，五苓散主之；寒多，不用水者，理中丸主之。

理中丸方

人参　干姜　甘草（炙）　白术各三两

上四味，捣筛，蜜和为丸，如鸡子黄许大。以沸汤数合，和一丸，研碎，温服之，日三四、夜二服；腹中未热，益至三四丸，然不及汤。汤法：以四物根据两数切，用水八升，煮取三升，去滓，温服一升，日三服。

条文解读

“霍乱”，挥霍缭乱之意，主症是急性的严重的上吐下泻，既包括西医学的急性胃肠炎，也包括霍乱弧菌引起的“霍乱”。该病为脾胃中气功能严重失常，无法升清降浊，导致的剧烈吐泻。吐泻，虽为机体欲驱邪外出的自救反应，但如果治疗不及时，很快会引起电解质紊乱，脱水，甚至休克、死亡。所以仲景将霍乱病的证治单列一篇，以示重视。

霍乱仍然属于急性外感病范畴，“头痛，发热，身疼痛”，这是表邪未解的表现。人感受邪气后，会因个人体质的强弱，可有“热多”与“寒多”之异。

“热多，欲饮水者，五苓散主之”，是指体质较好（阳证）者，外邪入里，一方面见发热、吐泻等邪正斗争激烈的表现，另一方面有口渴欲饮、小便黄少不利与吐泻并见等三焦气化不利的病症。这个“热多”是由外邪侵袭，累及三焦气化所致的热证，故仲景治用五苓散，散外邪，畅三焦，健脾运，利水道，以利脾胃功能复常。

“寒多，不用水者，理中丸主之”，是指体质较差（阴证）者，外邪易内陷入里，损伤中阳，故不仅有剧烈的吐泻，还易见口不渴、腹冷、腹胀满等“寒多”的表现。此种体质者，邪气入里，从阴化寒，故见以中虚里寒，寒湿内停的表现，故治宜用理中丸（汤），振奋中焦阳气，以复脾胃升清降浊之能。如表证仍较明显者（头痛发热，身疼痛等），则治宜桂枝人参汤，振奋中阳，兼顾透邪，表里同治。

●《伤寒论》第396条

大病差后，喜唾，久不了了，胸上有寒，当以丸药温之，宜理中丸。

理中丸方

人参　白术　甘草（炙）　干姜各三两

上四味，捣筛，蜜和为丸，如鸡子黄许大，以沸汤数合，和一丸，研碎，温服之，日三服。

条文解读

“大病差后，喜唾”，不论是外感大病，还是内伤大病，康复之后，出现了口中涎唾过多，或见睡觉时流口水、舌苔水滑等表现者，均为脾阳虚寒，失于温运，水湿内生而上泛所致。

“久不了了”，即长期有多涎唾的表现，说明不仅有脾阳不足，还有脾气不足。

“胸上有寒”，可出现胸闷、胸痛等心胸症状，此为脾胃阳气俱虚，寒饮内生，上逆至心胸所致。

“当以丸药温之，宜理中丸”。丸者，缓也，因病程较长，脾胃阳气虚馁，更适宜用丸药长期服用，缓缓温助脾胃阳气，扶正固本。如果病程较短，只有脾阳虚，单用甘草干姜汤温阳化饮即可。但本条言“久不了了”，病程较长，必有脾胃元气不足，临床上可能还有神疲乏力、面虚胖少华、右寸关脉弱等表现，故必须加参、术，以健脾益气，故更适合用理中丸治疗。

二、方药解析

干姜：性温味辛甘，入脾经、胃经，功擅振奋脾阳，兼暖胃阳，温化内生之寒湿水饮。相比生姜，其性守而不走，更具温补中阳之力。

白术：性温味苦气香，专入脾经，功擅健脾运，升清阳。

人参：味甘性平，入脾、肺经，大补脾胃之元气，益气生津，益气生血。

炙甘草：味甘性平，入脾经、胃经，性味平和，为药中之国老，功擅缓急迫、助补力、守中气、立根本：①甘草味甘能缓，配伍干姜既可缓和干姜燥热之性，又可逗留热力，使其补力绵长，仲景甘草干姜汤、芍药甘草汤等，均取其助缓补之功；②固守脾胃之中气，其核心功用是固守根本，斡旋升降。当中气受损，则升降紊乱，轻则腹胀便溏、脘痞呕吐、食欲不振等，重则霍乱吐泻、下利清谷不止、四肢逆冷，甚至是除中证，故中气至关重要。甘草有着固守中气，立住根本的关键作用。仲景的理中汤、四逆汤等，均取其守中气、立根本的功能。

全方温阳守中、益气助运、散寒化湿，脾胃同治，故为太阴病脾胃阳虚，寒湿不化的主方。

三、辨证要点

1. 脉象：右关脉多见弦而芤弱。

2. 望诊：面色偏黄暗，舌苔多白腻等。

3. 病史：多有使用苦寒清热类消炎药或免疫抑制药史，病程长，多有慢性病史。

4. 胃肠症状：腹满，时腹自痛，大便易溏稀或易腹泻，脘腹部喜温喜按，不喜凉食等。

5. 寒湿上逆至胃：心下痞硬，胃胀，食欲不振，恶心呕吐等。

6. 寒湿上逆至胸：胸部憋闷疼痛，乏力气短，胁下逆抢心等。

7. 寒湿上逆至口：口水多而清稀，喜唾，久不了了。

8. 寒湿中阻，清浊逆乱：霍乱，吐泻不止。

9. 其他：小儿遗尿，手足汗出湿而冷，酒渣鼻鼻头色暗，湿疹等。

四、临证心得

1. 太阴本经证：腹满而吐，食不下，大便溏黏，腹胀，时腹自痛，腹部喜温喜按，食瓜果冷饮则易腹胀腹泻等。

2. 清阳不升，浊阴（寒饮）上逆证：清阳不升则见腹泻、乏力；寒湿浊气上逆，可见心下痞硬、恶心呕吐、胸痹心痛、霍乱等。

3. 寒湿不化证：脾胃阳气虚馁，内生寒湿（寒饮）。停于脾胃，则有胃肠寒湿见症；寒湿上泛，则见口黏、多涎唾等；寒湿外发，则见湿疹、手足汗出湿黏而冷、脚气等。治以散寒除湿等祛邪之法不效时，应考虑从本虚入手，改用理中汤类方，温助脾胃之阳，则寒湿自化。

4. 大病差后、久病：大病差后、久病不愈者，多有中气虚馁的病机，故纳谷不馨、脘腹不适、大便不调、面黄少华等为常有见症。如以脾胃阳虚，寒湿不化为主者，最适合用理中汤，温补脾胃阳气以善后。

五、医案举隅

详见于本章第七节　理中汤类方的常见加减。

第二节　甘草干姜汤证——脾胃阳虚之祖方

一、病机要点

甘草干姜汤证的病机要点是：**脾胃阳虚，寒饮内生**。本方证，只有脾胃阳虚，寒饮内生，而无脾胃元气亏虚的病机，临床上常有右关弦、舌淡暗苔水滑、脘腹怕冷、腹胀喜温、恶食凉物、四末不温、多白色泡沫痰等见症。如久病虚损，脾胃阳气俱虚者，常易以理中汤，即甘草干姜汤加人参、白术，以加强补气健脾助运之功；如阳虚更重，命门火衰者，常易以四逆汤，即甘草干姜汤加附子，以回阳救逆；如寒饮重，上逆于肺，咳喘泡沫痰明显者，常易以苓甘五味姜辛汤等，即甘草干姜汤加入细辛、五味子等，以温阳化饮。

●《伤寒论》第 29 条

伤寒，脉浮，自汗出，小便数，心烦，微恶寒，脚挛急，反与桂枝，欲攻其表，此误也；得之便厥，咽中干，烦躁，吐逆者，作甘草干姜汤与之，以复其阳。若厥愈足温者，更作芍药甘草汤与之，其脚即伸。若胃气不和，谵语者，少与调胃承气汤；若重发汗，复加烧针者，四逆汤主之。

甘草干姜汤

甘草（炙）四两　干姜（炮）二两

上二味，以水三升，煮取一升五合，去滓，分温再服。

条文解读

“伤寒，脉浮，自汗出，小便数，心烦，微恶寒，脚挛急”，本条阐述的是太阳病兼少阴阳虚、厥阴阴虚的情况。脉浮、自汗出，似乎为太阳中风证；小便频数、微恶寒，为少阴里阳虚的表现，卫表失于温煦，则微恶寒，肾阳不温，膀胱失于固摄，则尿频；脚挛急、心烦，为肝阴不足的表现。肝阴不足，筋失血养，故脚挛急，阴虚阳浮，故心烦。

“反与桂枝汤，欲攻其表，此误也”，本条文之病，最适合用桂枝加附子汤再加白芍、龙骨、牡蛎治疗。桂枝加附子汤，调和营卫兼振奋少阴阳气，加大白芍用量，以滋养阴血，加龙骨、牡蛎，以潜降浮阳。桂枝汤，虽为解肌之方，发表力弱，且已兼顾太阴阳虚与肝血不足的体质，但本证已兼有少阴阴阳两虚，故用桂枝汤治疗，仍易发越虚人之阳，容易使病情加重。故此证用桂枝汤治疗，仍属于“攻表”法。

“得之便厥，咽中干，烦躁，吐逆”，误用桂枝汤后，发越虚人之阳，导致少阴阴阳两虚加重，而且虚阳浮越的情况。脾主四肢，中阳虚损，不温四末，则四肢厥冷；咽干、烦躁、吐逆，一方面既有阴血不足、虚火上升，另一方面也有阳虚阳浮的病机。

面对这种误治造成阴阳两虚而阳浮的情况，仲景采用了先扶阳，后助阴的策略。因有形之阴血难骤复，无形之阳气可速挽，若阳气败亡，则凶险立至。“作甘草干姜汤与之，以复其阳”，仲景仅用甘草、干姜两味药，炙甘草倍于干姜，重在固护中阳，守中气而立根本。若用四逆汤回阳救逆，虽附子回阳力雄，但却易燥伤阴血，容易加速阴阳离决。故此处不予四逆汤。

（甘草干姜汤和四逆汤之辨详见后文）

“若厥愈，足温者，更作芍药甘草汤与之，其脚即伸”，中阳回复，四肢得温，仍有小腿拘挛等肝阴血不足的症状，再用芍药甘草汤养阴血，濡筋脉。

“若胃气不和，谵语者，少与调胃承气汤”，若前诊阳复过度，伤及胃肠津液而致大便不通、谵语等，可稍稍用调胃承气汤润燥软坚，使大便畅通，胃气和降。切不可攻下过度，复伤正气。

“若重发汗，复加烧针者，四逆汤主之”，本有少阴阴阳两虚，庸医误用发汗及火针等方法，劫阴攻阳，已造成命门火衰，火不生土，脾胃不得温煦，常有下利清谷不止、四肢厥逆、脉微欲绝等，用甘草干姜汤已是病重药轻，必须加上附子，振奋少阴阳气，配合甘草干姜以回阳救逆，力挽狂澜。但是，即便如此，附子、干姜仍有燥伤阴血之弊，容易加速阴阳离决。我的经验是，可借鉴张锡纯的思路，救阳兼顾敛阴，可用通脉四逆汤加人参、山萸肉、龙骨、牡蛎等出入，主以回阳救逆，兼以敛阴固脱。

●为何误汗后用甘草干姜汤而不是四逆汤

《素问·平人气象论》言“平人之常气禀于胃，胃者平人之常气也，人无胃气曰逆，逆者死”。纵观《伤寒论》全书，仲景将“保胃气”作为治病的首要原则。这里的“胃气”，指的不仅仅是足阳明胃经之气，而是指中气，即后天之本。少阴病、厥阴病中的死证，都是因为少阴病、厥阴病，累及太阴，命门火衰，火不生土，而出现下利清谷不止、手足厥逆、脉微欲绝等中气衰败见症，病势立见危笃，甚则“除中”，仲景曰“死，不治”。所以，在仲景看来，**中气是人身性命之根本，只有中气立，人身之根本方固，才有一线生机**。

本病虽为少阴阴阳两虚而阳浮，策略是先扶阳后救阴，而在扶阳之中，最重要的是守住中阳、中气，才能使病情不会朝亡阳重症进展。因病属阴阳两虚，用四逆汤虽回阳力胜，但容易燥伤阴血，仲景用甘草干姜汤扶中阳、守中气，方中炙甘草倍于干姜，重在甘草守中气、立根本，监制干姜温燥之性，使其补益中阳之力更持久。**若过分强调附子回阳救逆的作用，大剂量使用附子，既易燥伤阴血，又易辛散阳气，反而容易加重阴阳两虚**。

临床中遇到这样阴阳两虚的危重患者，在回阳救逆、固守中阳的同时，可以兼顾患者本身体质，酌情加养阴固脱之药。如果按照张仲景分两步走的策略，先作甘草干姜汤以复其阳，再用芍药甘草汤以复其阴，仍然是有风险。我的经验是，**轻则用桂枝加附子汤加人参、山萸肉、龙骨、牡蛎等，重则通脉四逆汤加人参、山萸肉、龙骨、牡蛎等**，振奋阳气为主，兼以敛阴固脱，这样处理更安全妥当。

●《金匮要略·肺痿肺痈咳嗽上气病脉证治》

肺痿，吐涎沫而不咳者，其人不渴，必遗尿，小便数。所以然者，以上虚不能制下故也。此为肺中冷，必眩，多涎唾，甘草干姜汤以温之。若服汤已渴者，属消渴。

条文解读

“肺痿”，顾名思义，指肺叶痿弱、开阖无力的一种疾病。《灵枢·邪气脏腑病形》篇言：“形寒寒饮则伤肺，以其两寒相感，中外皆伤，故气逆而上行。”寥寥数语，揭示了肺系疾病的常见成因：一则外感风寒束肺，肺气失宣；一则贪凉饮冷，脾阳受损，继而肺阳虚弱，寒饮伏肺。《金匮要略》本条所论述的肺痿，应该是虚寒肺痿，无关乎外感（“形寒”），却与内伤脾胃病（“饮冷”）有直接的关系。

五行之中，脾为土，肺为金，土能生金，脾肺为母子关系，手太阴肺脉起于中焦，所以肺和脾联系密切。生理上，脾胃阳气充足，则肺脏阳气也充足，宣发有权，寒饮无停聚之处；病理上，脾胃阳虚，一则累及肺阳亦虚，无力宣发，二则“脾为生痰之源，肺为贮痰之器”，脾胃阳虚，内生痰饮，并易源源不断上注于肺。两因相合，易致肺阳虚弱而寒饮留伏。

“吐涎沫而不咳者”，吐泡沫痰，纯乎是脾阳虚不运，内生寒饮。“病痰饮者，当以温药和之”。凡属寒饮者，只宜用干姜之类温化痰饮，后世用半夏、陈皮、莱菔子之类的化痰药，难以见效！因有肺阳虚弱，宣发无力，故单用化痰药，无济于事。临床上，老年人的肺气肿，常见咯吐泡沫痰，不太咳喘等症，针对这种患者，也必须温补脾阳，振奋肺阳，以消痰饮。

“必遗尿，小便数”。（注：仲景书中“必”字，作“经常”解，并非“绝对”“一定”的意思）脾主运化水液，肺为水之上源。当水液入胃，若脾阳虚，则无力升清；肺阳虚，则无力宣发。脾肺阳虚，则水液不能升腾气化为津气，敷布全身，而是径直下流于膀胱，而为尿液排出，故常见有遗尿、尿失禁、小便频数等。

“所以然者，以上虚不能制下故也”。“上虚”，指的是肺阳虚，本质上是脾阳虚，“下”，指的是下焦膀胱。肺阳虚遗尿与肾虚遗尿不同。肾虚遗尿，主因肾气不固，故常伴有小儿发育迟缓、智力低下、腰痛耳鸣、遗精滑泄、性功能下降等肾虚见症，治宜补益肾气。

“此为肺中冷，必眩，多涎唾，甘草干姜汤以温之”，肺脾虚寒，清阳不升，故有眩晕等；寒饮上泛，故有多涎唾、白泡沫痰等。病机属肺脾阳虚，寒饮上泛，故主以甘草干姜汤，温脾肺，化寒饮。

“若服汤已渴者，属消渴”，如服甘草干姜汤，上述病情并未明显好转，反而出现口渴等症，则是三焦气化不利所致，可能有五苓散证、猪苓汤证等水液内停，气化不利的病机存在。仲景此处只是举例，需要具体辨证施治。

二、方药解析

甘草干姜汤中仅有干姜、甘草两味药，其中炙甘草重用至四两，干姜仅用至二两。其意有二：①重在用炙甘草守中气、立根本。因误治后阴阳两虚，已出现了阳虚阳浮的病机，在仲景看来，阳浮的根本原因是中虚，中医言“土能伏火”，只有中土镇固、升降有权，浮火才能安潜于下，不至于上僭为患；②干姜虽能温助中阳，但其性辛温偏燥，甘草倍于干姜，一方面可以制其温燥之性，避免阳浮加重，另一方面可以使干姜补力绵长，有助于中阳的恢复。

当然，在临床运用中，如其人体质较实，无明显乏力、纳差、面黄暗等中气虚损表现，可适当加大干姜用量，温中化饮更速。如体质虚，病程久者，则炙甘草绝不能轻易减量，要注意守中气、固根本。

三、医案举隅

医案一：大汗、病重

2013年甲流爆发，夏季某天，我在厦门中医院门诊值夜班，来了一位二十多岁的女性，由她母亲搀扶进门。她面色晦暗如土灰色，精神萎靡，一看就是危重病人的样子。母女二人前来目的是找前面的值班医生理论。本来她只是一个普通感冒，怎么经过前两位年轻医生诊治后，病情越来越重？！每天大汗不止，发热不退……我当即给她测血压70/40mmHg，已是严重低血压。她说自己走路发飘，汗出恶风，漏汗不止，衣服都湿透了，还有心烦，切脉见浮弱而数。我担心其汗出太过、血压太低，电解质紊乱，休克，或许合并有心肌炎，需要住院留观进一步检查，但病人及家属坚持拒绝入院。万般无奈之下，我说："江头菜市场那家中药店，晚上十点钟后就关门了，我先给你开个方子吃，你们赶快去拿药吃，千万不要怠慢了！如果病情没有缓解，一定要来住院啊！"并互留电话，以便及时沟通。

我给她处方：桂枝加附子汤加龙骨、牡蛎、山萸肉、人参、黄芪，炮附子大概是用60g还是30g，不太记得了，人参是用30g左右，另外还加上龙骨、牡蛎各30g，山萸肉大概60g。嘱其尽快拿药，今晚一定要喝药两次。当晚12点半左右，我给患者打了一个电话，得知已服一次中药，虚汗止住，头晕飘飘的感觉消失，精神好转。第二天早上7点左右，我又打电话去询问，其母亲说，一剂药已经喝两次，自觉病情基本好了，我力劝患者应该来医院检查，她母亲说不用再来检查了，并问第二剂药要不要喝？我嘱咐她把第二剂药也吃完。此后各自因工作繁忙，未再联系。

按语：这么重的病人，如果用药恰当，也是一样能马上治好的。以我的体会，如果按照张仲景先作甘草干姜汤以复其阳，命可能就没了，都没机会再用芍药甘草汤，必须一剂搞定，分两步走有风险。我予桂枝加附子汤加人参、山萸肉、龙骨、牡蛎，有养肝阴和敛浮阳的药，阴血一扶，脚挛急自然会好，阳气固住了，汗出可止，休克的情况也能恢复，避免出现生命危险，我觉得这个治疗策略更安全妥当。

医案二：多涎唾

亲戚之女，2 岁，长期流口水，说话时口水直淌，冬天加重，感觉舌头大，吐词不清，神情呆板，面色和肤色偏黄黑（注：出生时皮肤不黑，因为新生儿黄疸，住院一周，服用“茵栀黄颗粒”后面色变得黄黑）。

拟方：甘草干姜汤。

干姜 2g　　　　　炙甘草 4g

3 剂，颗粒剂，日 1 剂，分 2 次服。

辨证分析：小儿脏腑娇嫩，形气未充，用清热解毒之“茵栀黄颗粒”，苦寒伤及脾胃阳气。脾阳虚气弱，内生寒饮，寒饮上犯于口表现为流口水；阳气受损，故见面色和肤色偏黄黑。故予以甘草干姜汤温补中阳。

结果：用上方后，流口水的症状基本消失，1 年后随访，未再有流口水的表现。

（学生张玲医案）

第三节　甘姜苓术汤证——脾阳虚，寒湿下聚

一、病机要点

●《金匮要略·五脏风寒积聚病脉证并治》

肾着之病，其人身体重，腰中冷，如坐水中，形如水状，反不渴，小便自利，饮食如故，病属下焦，身劳汗出，衣里冷湿，久久得之，腰以下冷痛，腹重如带五千钱，甘姜苓术汤主之。

甘草干姜苓术汤方：

甘草　白术各二两　干姜　茯苓各四两

上四味，以水四升，煮取三升，分温三服，腰中即温。

条文解读

“肾着之病，其人身体重，腰中冷，如坐水中，形如水状……腰以下冷痛，腹重如带五千钱”。肾着病，是指腰部有重着感、沉重乏力感的一种疾病。腰部，虽为肾之府，然而病症却只在腰部肌肉之处（即肾之外府），腰部肌肉为寒湿侵袭，留着不去，故患者常有身体沉重，腰部怕冷，如坐水中，腰腹沉重得似乎拖着五千个铜钱的感觉。故其病机与肾脏并无直接的关系。

“不渴，小便自利，饮食如故，病属下焦”，口不渴，小便正常，提示三焦气化尚正常。饮食如故，提示脾胃功能尚可。“下焦”，指的病症

在脐部以下的部位，包括腰腹沉重，如带五千钱，腰腿冷痛，也包括了脚气，下部湿疹，前列腺炎、阴道炎等病症。

“身劳汗出，衣里冷湿，久久得之”，进一步点明肾着的病因与病机。脾主肌肉，身劳汗出，衣里湿冷，着留于腰部肌肉处，久而久之，寒湿伤及脾阳，最终导致寒湿久留于腰部肌肉处，着而不去，实际变成了脾阳虚与寒湿留着并存之病，即“肾着”病。

总结一下，甘姜苓术汤证的病机要点是**脾阳不足，寒湿下聚**。

二、鉴别：甘姜苓术汤证与理中汤证

甘姜苓术汤证，为寒湿下聚，着留于腰腹部肌肉处，临床以腰部冷痛，身体沉重，腹重如带五千钱为主要临床特点，虽有脾阳不足，一般对脾胃升清降浊、纳运功能，并无明显的影响。

理中汤证，是以脾胃阳气虚弱，寒湿内生，继而寒湿中阻，影响了脾胃升清降浊或运化功能为主要病机特点，故临床上多见腹满而吐、食不下、时腹自痛等胃肠症状，而且常伴清阳不升、浊阴上逆的见症。

三、方药解析

此方为理中汤，去人参加茯苓而成。

因病机重点为寒湿下聚，留着肌肉，故方中加大干姜用量至四两，意在振奋脾阳，温化寒湿，为治本；另加茯苓四两，渗利祛湿，就近祛邪，为治标。标本兼顾，则盘踞腰腹部之寒湿可去。

因病位在下焦，不宜过用白术升清而走上，故白术仅用二两，以助脾运。因饮食如故，脾胃功能尚可，故炙甘草仅用二两，以顾中气。

全方重在温脾阳、祛寒湿，标本兼顾，是治疗脾阳不足、寒湿下聚的好方子。

四、临证心得

1. 下焦肌肉层次的病症：肾着病，腰部、腹部、下肢的沉重发冷，腹大，腰腿粗等。

2. 下焦寒湿积聚诸症：如白带过多、阴囊潮湿、脚气、下肢湿疹等。

五、医案举隅

医案一：前列腺炎、酒渣鼻

我同学的妹夫，素患前列腺炎、酒渣鼻，有阴囊潮湿、脚气等表现，面色黄暗，鼻部色暗红粗大，未见明显热象，其自诉服清热利湿药，反而病症加重。我辨证为甘姜苓术汤证，服原方10余剂后，不仅前列腺炎痊愈，酒渣鼻也明显好转，此为意外之喜。

按语：寒湿下聚，病在肌肉，湿浊留于下焦，宜就近驱邪，温阳导湿，方选用肾着汤。

医案二：腹泻

余某，男，41岁，2007年7月18日就诊，进食生冷、油腻后易腹泻，腹胀，右胸胁闷胀，平时便秘，舌质淡红偏暗，苔薄白腻，脉右关尺弦浮，左尺弦。

证属：脾肾阳虚，湿浊不化兼阳郁，方用肾着汤合四逆散。

干姜 10g　　白术 10g　　炒白芍 10g　　醋柴胡 5g

枳实 5g　　茯苓 10g　　党参 10g　　炙甘草 5g

当归 20g　　肉苁蓉 20g

5 剂，水煎服，日 1 剂，早晚分服。

结果：服药 5 剂即愈，随访未复发。

权依经医案：慢性腹泻

张某，男，42 岁，甘谷县人，汽车司机。1978 年 4 月 20 日初诊。

患者腹泻十年余，一日二三次，便中无脓血。经钡餐透视、大便化验和细菌培养，均无异常。多方治疗，效果不佳。细问其证，得知患者有腰部发凉感。脉沉滑无力，舌苔薄白。

方用本方加猪苓、泽泻治之。方药：茯苓 12 克，炙草 6 克，白术 6 克，干姜 12 克，猪苓 9 克，泽泻 9 克。水煎分二次服。三剂。

二诊：患者服上药后，大便次数减少，大便已能成形，腰中也感温和。舌脉同上。再继服上药三剂。

三诊：大便每日一次，成条状硬便。又用理中汤（参、术、姜、草各 9 克）调养。

四诊：患者服上药后，大便次数反又增多、变稀。故又改用前方，再服三剂。

五诊：患者服上药后，病情又好转，大便为条状，一日一次。停药观察数月，再未复发。

——（权依经《古方新用》）

按语：本病以腰中冰冷为特征。腰为肾之外府，腰部冰冷为寒邪所侵；肾又司二阴，肾为寒邪所侵，肾阳不能鼓动津液上升，反而下注为泻。一般腹泻多从中焦治之，而本证属下焦寒湿，故从中焦治之不能取效，须用本方以治下焦之寒湿方效。加泽泻、猪苓者，以增强利小便之功，使水分从小便去，则大便自能成形。

第四节　桂枝人参汤证
——脾胃阳虚，寒湿不化，表寒不解

一、病机要点

●《伤寒论》第163条

太阳病，外证未除，而数下之，遂协热而利，利下不止，心下痞硬，表里不解者，桂枝人参汤主之。

桂枝人参汤方

桂枝（别切，四两）　甘草（炙，四两）　白术（三两）　人参（三两）　干姜（三两）

上五味，以水九升，先煮四味，取五升；内桂，更煮取三升，去滓。温服一升，日再夜一服。

条文解读

太阳病，表证未解，误用下法，易伤脾阳，今“数下之”，必致脾胃虚寒，表邪内陷。“协热而利”，据前后文，必是有表证之发热。

此证之“协热而利”有三个特点：①利下不止；②伴心下痞硬；③仍有表证之发热。太阳病，“数下之”后，虽下利不止，却仍能发热，不伴有手足厥冷、精神萎靡、脉微细等表现，说明脾胃虽虚，但尚未损及少阴肾阳，脾胃之阳气，仍欲驱邪外出，故有发热；其气能上冲于胃，故心下痞硬。

“协热而利”“表里不解”，均提示邪气有出表之机。治宜因势利导，温中发表，扶正祛邪，故用桂枝人参汤，温补脾胃阳气，兼透邪外出。

所以，桂枝人参汤证的病机要点是：**脾胃阳虚，寒湿不化，兼表邪不解**。患者在脾胃阳气虚的基础上，兼有恶寒、发热、头身疼痛、脉浮等表邪不解或其气上冲的见症，即可选方施治。

二、方药解析

此方用人参汤即理中汤，温中健脾，散寒化湿。加桂枝后下，辛温解肌，既解表寒以退热，又入肝经以散肝经之寒凝，故能平冲降逆，消痞除坚。

方后注桂枝后下，重在取其气，快速透邪出表，邪去而正安。

三、“心下痞硬”，为何不用木香、厚朴等行气药

在治疗虚寒性胃痛、胃胀，或者腹泻时，可能也会用理中汤，但如果有胃胀满时，大多数中医大夫，会加入木香、陈皮、厚朴、枳实之类行气药治疗，很少人会加入桂枝，以消胃痞胀或者胃痛。

（桂枝的功效详见于《余秋平讲〈伤寒论〉之少阳病篇》）

关于桂枝人参汤证的“心下痞硬”，为什么不适宜加枳实、厚朴等行气消胀药，而要加桂枝辛温通阳药？原因有三：①本方证的主病机为脾胃虚寒，清气下陷，故见腹泻不止，如果再加行气消胀药，一会耗脾胃元气，二会加重清气下陷之势；②此病之胃部痞硬，不是气郁所致，而

是寒湿阴邪上逆所致，故治宜温通；③此证的心下痞硬伴发热，均由表邪不解和气上冲逆所致，故应加入桂枝，外以解表散寒，内以平冲降逆，逆气下降，则痞硬自消。

所以，一见患者心腹胀满，就加入行气消胀药，是不妥的！

四、鉴别：桂枝人参汤证与藿香正气散证（表2）

急性胃肠型感冒，以脘腹不适、吐泻、恶寒发热为主要表现，桂枝人参汤和藿香正气散都是常用的治疗方剂。不同之处如下。

藿香正气散证，多见于夏秋季节，因为贪凉饮冷、乘凉外感起病，即外受风寒、内伤寒湿，导致脾胃升降失常，故有呕吐、下利等胃肠症状，中医称为“阴暑证”。本证无明显的脾胃阳虚体质，治宜用藿香正气散，化湿解表、理气和中，重在祛邪。

桂枝人参汤证，多见于素体脾胃阳虚体质之人，外感风寒，影响了脾胃功能，脾胃虚寒的表现突出。此时用藿香正气散多半无效，必须用桂枝人参汤之类，温补脾胃为主，兼顾解表散寒为妥。

表2　桂枝人参汤证与藿香正气散证的鉴别

方证	桂枝人参汤证	藿香正气散证
病机	脾胃虚寒，表邪不解，兼气上冲	夏秋贪凉饮冷，寒湿中阻，无脾胃阳虚
症状	同：胃脘不适，吐泻，恶寒，发热	
	气上冲，心下痞	多见夏秋季节，或感受山岚瘴疟，脘痞呕恶，肠鸣泄泻，舌苔白腻
治法	扶正温中为主，兼顾解表散寒	解表化湿，以驱邪为重

五、医案举隅

医案一：胃肠型感冒

我师兄耿教授曾经治一患者，发热持续不退，请中西医多人诊治不效，有人用小柴胡汤治疗，发热不退，反而出现下利、肠鸣，耿教授认为，此人有脾胃虚寒之内因，兼有表寒不解，于是处方桂枝人参汤。结果服药一剂，发热即退，三剂药痊愈。这个医案是用桂枝人参汤治疗脾胃虚寒兼外感发热不退的典型案例。

按语：外感久久不愈，兼有下利、肠鸣等情况，为脾胃虚寒之人，外感风寒，故用小柴胡汤反伤脾胃阳气。此时，正气尚未内陷，仍有出表之机，故有发烧不退，此时应温里散寒，同时因势利导，驱邪外出，故用桂枝人参汤治疗。

医案二：发烧吐泻

这个病例是我学生顾然诊治的。8个月大的孩子，受凉后发烧，同时上吐下泻。当时电话网诊，考虑到孩子平时体质弱一些，开了桂枝人参汤。吃药一次，小孩吐了，电话嘱咐前方加入姜汁几滴，少量频服。家长仍然担心，于是把孩子抱到医院，准备打退烧针。到了医院一量体温，已经不烧了。孩子从吃药到退热也就20多分钟时间，居然显效了。后来又把剩下的第二、三煎喝完，孩子就痊愈了，感冒和呕吐、腹泻等症状，也没再发。更有意思的是，后来小孩父亲也出现了发热、吐泻等症，仍辨证为脾胃虚寒，兼表邪不解，因为孩子的药还剩下有一剂，嘱其父服用余方。虽剂量很小，每味药都是3g或4g，但切合病机，故服用后体温正常，吐泻愈。

第五节　黄连汤证——脾阳虚，胸胃有热

一、病机要点

●《伤寒论》第173条

伤寒，胸中有热，胃中有邪气，腹中痛，欲呕吐者，黄连汤主之。

黄连汤方

黄连（三两）　甘草（炙，三两）　干姜（三两）　桂枝（去皮，三两）　人参（二两）　半夏（洗，半升）　大枣（擘，十二枚）

上七味，以水一斗，煮取六升；去滓，温服。昼三夜二。

条文理解

“伤寒”，强调外受寒邪是此病诱发或加重的重要因素。

“胸中有热”，是说患者素有“胸中有热”的体质。有的有“胃热”证，如烧心、口臭、纳旺、口腔溃疡、牙疼上火等；有的是“心火”证，如心律失常、失眠、心烦等。其实，这些都是黄连汤证的特点，因为不好用胃火或心火来概括，故统称“胸中有热”，即胸胃有热。

“胃中”是指整个胃肠系统。“胃中有邪气”，既没有说是胃肠有热邪，也没有说是胃肠有寒邪。为什么呢？因为这种患者，既有脾胃虚寒的症候特点，又有胃肠湿热的病症特点，很难作简单的定义，所以用“胃中有邪气”表述更合适。

患者每每伤寒之后，容易出现“腹中痛”，一方面，说明患者的腹痛，既有脾脏虚寒的内因，又有外寒的诱因；另一方面，也提示有寒邪入里，肝经为外寒所郁，木郁而不疏，克犯脾胃的病机。肝郁乘克脾土，故见腹中痛；乘克胃土，故见欲呕吐。

所以，黄连汤证的病机要点是：**在下，有脾阳不足；在上，有胸胃邪热，其病每由外寒诱发，肝经受寒而郁，乘脾犯胃而发病。**

二、方药解析

黄连苦寒，归心、胃、大肠经，善清心胸、胃肠之邪热，兼可燥湿。干姜辛热，振奋脾阳，温中散寒。欲呕吐，提示有胃虚停饮，故用半夏辛温，化痰降逆止呕；同时加人参、大枣、甘草甘温养胃补虚。最后，妙在加桂枝一味，入太阳经、厥阴经，既解肌发表，又透散肝经的风寒之邪，从而解决肝寒而郁、乘克脾胃的病机。

三、鉴别：黄连汤证与半夏泻心汤证（表3）

黄连汤与半夏泻心汤的药物组成十分相似。黄连汤是去掉了半夏泻心汤中清泄胆热的黄芩，加入了温肝散寒的桂枝。两者的鉴别如下。

黄连汤证，病机是上有胸胃邪热，下有脾脏虚寒，并常受外寒诱发，有肝经受寒而郁，乘脾犯胃的特点。其病症常见腹中痛、呕吐等症，胸胃邪热的表现可以很突出。治疗上用黄连 3 两，重在清泄胸胃之热，并用桂枝解肌发表，温肝散寒开郁。

半夏泻心汤证，病机为少阳邪热内陷，以胆腑郁热，乘脾犯胃为主要特点。其病症多以心下痞为主，并常伴反酸、嗳气、呕恶、肠鸣等胆热乘脾犯胃的表现。其治疗上黄连仅用1两，重在用黄芩3两，清泄胆腑郁热。

表3　黄连汤证与半夏泻心汤证的鉴别

方证	黄连汤证	半夏泻心汤证
病机	胸胃有热；外寒束肝，肝寒而郁	邪入少阳，胆热乘脾犯胃
	同：脾阳虚	
症状	腹中痛，呕吐，口疮，口臭，牙痛，失眠，心烦等	心下痞满，反酸，嗳气，呕恶，肠鸣等
治法方药	黄连：清泄胸胃之热 桂枝：温肝散寒开郁	黄芩：清泄胆热

四、临证心得

一方面，患者有脾胃虚寒的体质，受寒易诱发或加重脘腹疼痛、呕吐、腹泻等胃肠病症；另一方面，患者有胸胃有热、容易上火的特点，其人多不耐温补。只要抓住上述这两个要点，不论是胃炎、食管炎、胆囊炎、胃－十二指肠溃疡，还是心肌炎、失眠、早搏、口腔溃疡、糖尿病等都有使用该方的机会。

五、医案举隅

医案：胃癌晚期

我曾于2006年治疗一个胃癌晚期患者，60岁左右，主诉胃痛，胃凉，胃部长年需要用暖宝宝暖着。背部曾经骨髓穿刺，穿刺部位一旦感觉有寒风钻入，便会胃痛胃寒加重，皮肤起风团瘙痒，甚至会腹泻。同时，患者容易出现口腔溃疡，失眠，口干苦等上火的表现，问诊、腹诊均无心下痞满。其人舌苔黄腻，舌质暗红，舌下瘀重，我辨为脾胃虚寒，胸中有热，外寒入肝，引发胃痛等症，给他开了黄连汤加化瘀消瘤药，结果胃痛好转，后期还用桂枝人参汤加化瘀药治疗其胃癌，此患者前后共治疗一年多，症状明显缓解，后住院复查肿瘤指标转阴，未见实体瘤。十几年过去了，其人仍健在，未再入院复查。

第六节 干姜芩连人参汤证、三泻心汤证——脾阳虚，胆热犯胃

因为干姜芩连人参汤与三泻心汤均已在少阳病篇中详细论述，此处仅是点明要旨，具体详参《余秋平讲〈伤寒论〉之少阳病篇》。

一、病机要点

●《伤寒论》第151条

脉浮而紧，而复下之，紧反入里，则作痞。按之自濡，但气痞耳。

条文解读

张仲景的行文习惯，常常是“紧脉”与“弦脉”不分，习惯以“脉

浮”指代太阳病表邪不解，而以“脉浮紧”，指代太阳病伤寒证。

在《余秋平讲〈伤寒论〉之少阳病篇》中已做阐述，本条重在揭示心下痞病的成因。此“脉紧”，实是左关脉紧（或弦），提示邪入少阳。**“脉浮而紧”，是“脉浮”与“脉紧”并列，实是提示病涉太阳与少阳两经**。脉浮而紧之病证，**经误下后，太阴脾阳受损，则太阳与少阳之邪，易内陷胃肠**而成心下痞证，这就是三泻心汤证共有的核心病机。

本书重点阐释太阴病的证治，故从太阴病脾阳内虚的角度，对心下痞证的病机特点，略做补充说明。“脉浮紧”也常见于右关部，提示脾胃虚寒，“病发于阴，而反下之，因作痞也”，也是说明太阴脾阳内虚之人，外感后，如果误用下法，更伤脾阳，则表邪易于内陷。表邪内陷，多郁而化热，入于少阳胆腑。少阳邪热，乘太阴之虚，则易于乘脾犯胃，脾胃不运，胆热兼痰气中阻，极易形成心下痞证。

总之，三泻心汤证，包括干姜芩连人参汤证，表邪内陷，少阳郁热乘脾犯胃是其核心病机，太阴脾胃虚寒，则是前提条件。如果没有太阴病的内虚，仅仅是少阳邪热内陷，则多形成葛根芩连汤证、黄芩汤证、黄芩加半夏生姜汤证等，是绝不会形成三泻心汤证、干姜芩连人参汤证的。

后世叶天士对半夏泻心汤的化裁极尽巧妙，吴鞠通总结了相关经验。如治疗湿热中阻，没有太阴内虚证者，用半夏泻心汤，则去人参、甘草、干姜、大枣等温补太阴诸药。

总结一下，三泻心汤证的病机是：**脾胃虚寒，少阳胆热犯胃乘脾，湿热中阻。其中，胆热犯胃是核心，脾胃虚寒是前提，湿热中阻是标证。**

二、临证心得

1. 主症：“心下痞”（自觉心下痞塞，并可以在上腹部，外见有包块，或内查有包块），“呕而肠鸣”。

2. 脾胃虚寒见症： 病程长，曾过服消炎药或清热药，脘腹怕冷喜暖，腹胀，饮食不慎，易见腹泻、大便稀溏，舌体胖大有齿印，右关弦芤等。

3. 胆热犯胃见症： 如胃胀（心下痞），食物难以下行，反酸烧心，恶心呕吐，嗳气，呃逆，左关弦滑有力等。

三、医案举隅

医案一：胃炎、胃胀痛

张某，女，40岁，1992年就诊。长期胃胀痛，吃凉性饮食胃痛，吃热性的食物也胃痛，时有反酸烧心，舌苔黄厚腻，舌下瘀，两关脉弦滑有力，腹肌无拘急发硬。

辨证分析：

（1）胃脘部胀满，胃部既怕热又怕寒，正在心下胀，认定必有寒热之邪错杂在心下。

（2）久病不愈，必有胃气虚。

（3）舌苔黄厚腻，必夹痰湿。

（4）综合前三点必有半夏泻心汤证。

（5）胃脘部胀满，但腹肌按之无拘急发硬，排除大柴胡汤证。

（6）因有胃痛，舌下瘀，考虑病久入络，有瘀血内阻，故加了失笑散。

（7）有反酸烧心，故合用左金丸。

拟方： 半夏泻心汤合左金丸、失笑散出入。

姜半夏 15g	黄芩 10g	干姜 10g	党参 10g
炙甘草 10g	黄连 3g	大枣 15g	吴茱萸 1g
蒲黄 10g	五灵脂 10g	蒲公英 15g	

3剂，水煎服，日1剂，分3次服。

这是我第一次用半夏泻心汤治病，3日后，患者反馈，特别有效。此病是“心下痞+痛”，胃炎病久入络，有瘀血在里，故有胃痛。后来守方继续服药15剂，经期嘱服逍遥丸，日3次，每次9g，停中药。随访多年，胃痛病未再出现。

医案二：胃炎、失眠

孙某，男，40岁，1992年就诊，有慢性胃病多年，纳呆，一吃东西就胃胀，平时胃肠怕凉，时有肠鸣，大便溏黏臭而不爽，常心烦，失眠，舌苔白腻厚。

辨证分析：

1. 心下痞，按之不痛，时有肠鸣，便溏，两脉弦滑较有力，三症（“呕，而肠鸣、心下痞”）占有两个最重要的主症，必有半夏泻心汤证。

2. 因舌苔太厚腻，纳呆，必有食积不化，加山楂、神曲助消化。

拟方：半夏泻心汤出入。

姜半夏30g　黄芩10g　黄连3g　干姜10g
党参10g　炙甘草10g　大枣15g　神曲10g
山楂10g

5剂，水煎服，日1剂，分3次服。

效果反馈甚好，失眠好转，食欲佳、胃胀消失。患者继续再服此方两周巩固，随访多年胃病基本没有明显的不适。

医案三：胃炎

汪某，男，50岁。西医老师，长期胃部不舒，稍进食油腻辛辣或者饮酒后，必发胃部胀满难受，反酸，大便长期溏黏不爽，臭秽难闻，口臭口干，疲倦乏力。

辨证分析：

（1）长期胃肠不适，必有胃气虚。

（2）口臭口干，大便臭秽，苔黄，进食辛辣加重，故必有胃热。

（3）大便溏黏，舌苔厚腻，乏力明显，进食油腻酒类，胃肠不适加重，必有痰湿困脾。

（4）综合上三点有半夏泻心汤证。

（5）因有反酸，故合左金丸。

拟方：半夏泻心汤合左金丸。

黄连 3g　　黄芩 10g　　干姜 10g　　党参 10g

炙甘草 10g　　姜半夏 30g　　大枣 15g　　吴茱萸 1g

7 剂，水煎服，日 1 剂，分 3 次服。

1 周后胃肠诸症尽除，前后服药 15 剂，胃病从而完全治愈，此后饮酒食辛辣油腻均未复发。

医案四：胃炎、十二指肠溃疡

宋某，黄州人，朋友之夫，36 岁，2004 年左右就诊。长期胃胀不适，尤以饮啤酒后更明显，吃辛辣食物也有胃胀，常有反酸烧心，纳呆，疲乏无力明显，时有腹胀肠鸣，呃逆时有，大便时溏黏臭秽不爽，时溏稀不臭，脘腹部怕冷，即便是夏季也必盖被保暖，面色黄暗，形体肥胖，冬季尤为怕冷。

脉诊：左脉弦滑芤大。

右关脉弦滑按之芤，尺脉弦芤。

望诊：舌苔白厚腻，舌质淡红，舌下稍瘀。

腹诊：腹部触诊阴性。

辨证分析：

1. 长期胃胀便溏，必有中气虚；面色黄暗，冬季手足冷，脘腹部怕

冷，脾肾阳虚。（四逆汤证）

2. 进食辛辣胃胀加重，烧心，大便时臭秽黏，右关脉滑，必有胃热。

3. 反酸，呃逆，大便不爽，胃胀，左关脉弦滑，胆热犯胃，胆胃气逆。

4. 纳呆，大便溏稀，舌苔白厚腻，疲乏无力，进食油腻啤酒，胃肠不适加重，必有痰湿困脾。综合呃、痞、利、肠鸣四症，必具半夏泻心汤证。

5. 因有反酸，故合左金丸。久病必瘀，舌下瘀，故加莪术以化瘀。

拟方：半夏泻心汤合左金丸合四逆汤出入。

黄连 3g　　黄芩 10g　　干姜 15g　　党参 10g
炙甘草 10g　　姜半夏 30g　　大枣 15g　　吴茱萸 1g
炮附子 30g　　莪术 10g

7 剂，水煎服，日 1 剂，分 3 次服。

结果：1 周后纳呆乏力胃胀明显好转，腹部已经不冷，续方再服 15 剂药，诸症尽失，舌苔转为薄白，舌质转红，精力充沛，面色仍稍暗，时有眼干头晕，左脉弦滑芤大，按之稍软，是肝肾阴血虚不足，而右关脉转缓滑，胃病基本治愈。

善后：归芍六君子汤合左金丸为散剂，坚持服药 3 个月巩固，每天 1 次，每次 3g。

当归 10g　　白芍 10g　　姜半夏 10g　　陈皮 3g
党参 10g　　茯苓 10g　　白术 10g　　生姜 10g
大枣 10g　　黄连 2g　　吴茱萸 1g　　三七 1g
补骨脂 15g

随访至今胃肠未见任何不适，精力充沛，气色较红润。

按语：半夏泻心汤证，临床上，不论是什么疾病，但见“呕痞利”者，必有显效，由于此类病例太多，无法一一列举。

医案五：慢性肝炎、黄疸

黄某，女，54岁，我科副主任医师，慢性乙肝多年，近期肝功能异常，转氨酶升高，巩膜发黄，小便黄少，胃胀痞满，纳呆，恶油腻，稍有恶心，舌苔黄厚腻，两脉弦滑，患者尚有慢性胆囊炎病史，长期服用消炎利胆片，故常有大便稀溏，肠鸣，我辨证为半夏泻心汤证，予半夏泻心汤原方加茵陈以利胆退黄，因其舌苔厚腻，纳呆，故加山楂、神曲消食开胃。此方服一剂后即见胃胀纳呆好转，1周后黄疸迅速消退，转氨酶恢复正常，患者反映效果奇佳。

按语：黄疸病不是一定要用治黄疸的专方治疗。辨证论治很重要。

第七节 理中汤类方的常见加减

临床上，单纯的理中汤证比较少见，常兼夹外邪、内热、寒湿不化、元气亏损等多种病机。结合本人的临床实践，总结其常见的加减如下。

1. 阳虚偏重

（1）脾阳虚偏重，常见脘腹喜温，大便易溏软，食凉易腹胀、腹痛，右关脉弦芤等，理中汤须加重干姜用量，以温振中阳。

（2）脾阳虚，寒湿内甚，下聚腰腹，常见腰部发沉、怕冷、白带过多、阴囊潮湿等，理中汤重用干姜并加茯苓，温阳利湿，即甘姜苓术汤。

（3）兼肾阳虚，火不生土，常见脐周胀满、小便清长、畏寒肢冷、完谷不化、面色暗晦或黑、但欲寐、右尺脉弱等症，轻则理中汤加附子、葫芦巴等，重则四逆汤，两补太阴少阴之阳气。

（4）兼肝阳虚，肝寒而郁，克伐脾土，常兼有面色发青、颠顶痛、吐涎沫、左关沉弦无力等症，理中汤加吴茱萸、肉桂等，暖肝散寒。

2. 气虚偏重

（1）肺脾气虚重，常见久病、大病初愈、腹部松软喜按、神疲乏力、气短懒言、易汗出而恶风、寸脉弱等，理中汤加重人参用量再加黄芪，补益肺脾元气。

（2）肺脾气虚，再夹外感，常兼胸闷、咳嗽、气喘、右寸浮虚而涩等，理中汤合补中益气汤，补益元气兼解表邪。

3. 升降失调偏重

（1）清气不升偏重，常见下利不止、口渴等，理中汤重用白术，健脾升清，即七味白术散之意。

（2）浊气上逆偏重，常见恶心、呕吐、哕逆等，理中汤去白术以防壅中上气，加入生姜、半夏等，化痰降逆。

4. 兼表邪未解或气上冲

常兼有恶寒发热、头身疼痛、脉浮、心下痞硬等，理中汤加桂枝，解表散寒，平冲降逆，即桂枝人参汤。

5. 兼热

（1）兼心胃热，常见口臭、口疮、失眠、心烦等，理中汤加黄连，清心胃之火，即连理汤；如常因外寒诱发，有肝经寒郁的病机，用黄连汤。

（2）兼少阳胆热，胆热犯胃，常见口苦、反酸、呕吐等，用干姜芩连人参汤；若胆热犯胃，再兼痰气中阻，常见心下痞胀、呕而肠鸣等症，则随证施用三泻心汤。

6. 兼阴血不足

常兼肢挛、身体麻木、目干、月经量少等表现，理中汤加乌梅、当归、白芍，以滋养阴血。

●医案举隅

医案一：泛吐清水

余某，男，50岁。2007年6月就诊。每年春秋季则泛吐清水，纳差，胃痞胀，空腹加重，食后稍缓，胃部拒按，口苦，大便溏，喜热食。

望诊：舌质淡红嫩，苔薄黄腻。

脉诊：两关脉弦滑。

拟方：理中汤出入。

干姜10g　党参10g　白术10g　炙甘草5g

柴胡10g　枳实10g　白芍15g　黄连3g

瓜蒌仁30g　姜半夏10g

5剂，颗粒剂，日1剂，分两次服。

辨证分析：

1. 右脉弦，每年泛吐清水，纳差，喜热食，舌淡，这是脾阳虚，水饮上溢，辨为理中汤证。

2. 右关脉滑，胃部拒按，口苦，苔薄黄腻为痰热停胃，加入小陷胸汤。

3. 左脉弦滑，胃痞胀，春秋犯病，提示兼有肝气犯胃，故加入四逆散调和肝胃气机。

结果：服5剂后痊愈，多年未再发病。

医案二：腰痛

汪某，女，44岁，2007年7月18日就诊。腰痛，腰胀，白带发黄，月经后暗红，脐腹疼痛，食冷辣后腹泻、腹痛时作，纳可，大便溏，舌淡红，苔薄白，脉左沉弱、右关弦细。证属肝肾阴虚兼脾阳不足，予附子理中汤加当归、白芍出入。

炮附片 10g	干姜 10g	白术 10g	党参 10g
炙甘草 10g	黄连 3g	木香 6g	制香附 10g
防风 6g	白芍 10g	当归 10g	

5 剂，颗粒剂，日 1 剂，分 2 次服。

结果：服 5 剂后痊愈，随访未复发。

医案三：萎缩性胃炎、肠上皮化生

马某，女，34 岁。2019 年 12 月就诊。

病史：萎缩性胃炎、肠上皮化生、肝囊肿、肾结石病史多年，有消化道肿瘤的家族遗传病史。

主诉：胃常不适，怕凉，食凉腹泻，自 3 月开始，纳差不欲食，易胃胀，怕冷，大便 2 ～ 3 日 / 次，黏，不畅，不臭，矢气不多，小便畅。月经色鲜红，每次提前 4 ～ 5 天、量少，产后觉得胃痛加重，心烦，时有腰酸，晨起手胀。

脉诊：左寸浮小弦滑软，关小弦滑芤软，尺沉芤稍弦。

右寸浮小弦软，关小芤带滑，尺小弦芤软。

望诊：舌淡红，苔薄白，尖红点，边印，舌底瘀暗，面白少华，痤疮。

辨证分析：

1. 右关小芤，舌淡苔薄白，纳差，胃部不适，怕凉，食凉后腹泻，大便不臭，为脾胃阳虚、寒湿不化；病程日久，肾结石病史，右尺小弦芤软，兼有肾阳不足，辨为附子理中汤证。

2. 左脉浮小软芤，月经量少，面白少华，右寸脉亦弱，产后胃痛加重，腰酸，为气血不足，心烦，痤疮，舌尖红点，为血虚阳浮，辨为当归补血汤证。

3. 萎缩性胃炎、肠上皮化生，有消化道肿瘤的家族遗传病史，舌底瘀暗，必有血分瘀阻，须警惕病情朝肿瘤方向进展，因目前血虚阳浮，故加小量莪术以化瘀。

拟方： 附子理中丸合当归补血汤出入。

炮附片 15g　干姜 10g　生白术 10g　炙甘草 6g

人参 10g　黄芪 15g　当归 20g　砂仁 6g

大枣 30g　莪术 6g

7 剂，颗粒剂，日 1 剂，分 2 次服。

结果： 服上方 2 周无上火，诸症缓解，食欲增加、胃口开，矢气多，矢气后人舒服，大便 3 天 1 行，偶右胁痛。后以四逆散加减善后。

医案四：畏寒肢冷

熊某，女，54 岁，2007 年 5 月就诊。畏寒肢冷，纳差，便稀溏，人乏力。

望诊： 面色萎黄，舌质淡红苔薄白，边齿印。

脉诊： 右沉弦兼芤。

左沉弦细。

辨证分析： 脾肾阳虚，寒湿不化。

拟方： 附子理中丸加减。

炮附片 10g　党参 15g　白术 15g　炙甘草 5g

干姜 10g　茯苓 10g　当归 15g　黄芪 30g

陈皮 5g　木香 3g　砂仁 3g

5 剂，颗粒剂，日 1 剂，分 2 次服。

结果： 诸症大减，改用附子理中丸与香砂六君子丸巩固，嘱隔天交替服。

医案五：胃胀

汪某，女，50岁，2007年6月就诊。胃胀，喜热饮食，纳差，畏寒。舌淡红，苔薄白。左脉沉细，右脉弦细。辨证为脾阳虚兼肾阳虚，予附子理中汤出入。

干姜10g　　白术15g　　党参10g　　炙甘草6g
炮附片10g　　砂仁5g　　当归10g　　香附5g

5剂，颗粒剂，日1剂，分2次服。

结果：5剂后诸症缓解。

医案六：口苦、反酸

余某，男，30岁，2007年1月就诊。口干苦，恶心，反酸苦水，胃痛嘈杂，进食后缓解，畏寒。

脉诊：双关弦。

望诊：舌瘦红，苔白浊而润。

辨证分析：

1. 左关弦，舌红，口干苦，反酸苦水，胃痛嘈杂，为胆热犯胃。

2. 右关弦，苔白润，进食后缓解，为脾胃虚寒。

拟方：半夏泻心汤出入。

黄连3g　　黄芩10g　　法半夏15g　　干姜10g
党参10g　　炙甘草10g　　吴茱萸1g　　醋柴胡6g
瓦楞子30g　　白芍15g　　丹参15g

7剂，颗粒剂，日1剂，分2次服。

2007年5月复诊：患者诉诸症减轻，仍有胃痛，胃部畏寒，甚则泛吐清水，时有恶心，胃中嘈杂，口干苦，大便可。

脉诊：双脉弦。

望诊：舌质淡红暗，苔薄黄浊。

辨证分析：

1. 前诊服半夏泻心汤加减之后，诸症减轻，舌转淡红，为胆热渐去。刻下以胃痛、胃寒、泛吐清水为主要表现，右脉弦，是以脾胃阳虚、寒湿上泛为主，病程较久，多兼肾阳不足，辨为附子理中丸证。

2. 左脉弦，时有胃中嘈杂，口干苦，恶心，兼有胆胃不和，合入四逆散左金丸。

拟方：附子理中丸合左金丸出入。

炮附片 20g	党参 10g	干姜 10g	白术 10g
炙甘草 5g	吴茱萸 3g	黄连 3g	法半夏 15g
丹参 30g	白芍 15g	醋柴胡 6g	枳壳 6g

5 剂，颗粒剂，日 1 剂，分 2 次服。

结果：服药后效果显著，诸症缓解。

医案七：腹胀腹痛

张某，男，41 岁，2021 年 10 月 10 日就诊。

问诊：腹痛腹胀多年，受冷风后腹凉坠痛，腹中肠鸣时作。大便溏稀，不臭，不黏。消化不良，不耐凉食。手足凉，畏寒。多梦。

脉诊：右关小弦芤，寸细软，尺沉小弦偏芤。

左脉小弦芤。

望诊：舌淡暗红紫，胖大，边有齿印，苔白厚腻润。面苍黄，形瘦。

腹诊：心下按压不适，中脘喜按，腹部稍拘急。

辨证分析：

1. 右关小弦芤，舌淡暗胖大，边有齿印，苔白厚腻润，腹痛腹胀，大便溏稀，受冷风后腹凉坠痛，消化不良，不耐凉食，肠鸣，为脾胃阳虚，寒湿不化，湿阻气滞。

2. 右尺沉小弦芤，病程长，畏寒，手足凉，为肾阳不足，火不生土。

结合第1、2点，辨为附子理中汤证。

3.左脉小芤，睡眠多梦，兼有肝血亏虚。

拟方：附子理中汤加减。

炮附片15g　　干姜10g　　党参10g　　炒白术10g

炙甘草6g　　枳实6g　　厚朴6g　　当归10g

炒白芍10g　　木瓜15g　　枸杞子30g　　菊花6g

茯苓10g　　葛根15g

7剂，颗粒剂，日1剂，分2次服。

2021年10月18日二诊：上方服完7剂，腹胀腹凉已缓解，仍有腹泻、肠鸣，消化不良，查其舌苔白厚腻润，前方合入平胃散以行气祛湿，14剂。

2021年11月6日三诊：腹胀腹凉明显缓解，胃口改善，手凉好转。畏寒。自述腹部原有结冰感，现有消融之感。大便稀。时觉右肩疼痛，痛点固定。眠差多梦。

脉诊：右浮弦芤滑较有力，寸小滑。

左浮弦芤滑，寸细软，关尺浮弦芤带滑。

望诊：舌淡紫红，胖大，边有齿印，苔淡黄白厚腻。面黄暗，唇暗。形瘦。

辨证分析：前方着眼于脾肾二经，立法温扶脾肾，杂以行气燥湿等，消化系统症状大为缓解，右脉转为滑脉。但舌苔厚腻不解，观其人形瘦，舌紫红，眠差多梦，时觉右肩疼痛、痛位固定，左脉浮弦芤滑，兼有肝阴血不足，肝郁乘土，内湿滋生的病机，前方虽有补养肝血之品，但不耐干姜、苍术之温燥。故宜继以温振阳气为大略，兼顾肝血虚气郁之机。脾阳渐复，不必呆补，应以健运为要，故去干姜、苍术等温脾燥脾之品。

拟方：附子汤加四逆散。

炮附片15g　　炒白芍10g　　炒白术12g　　茯苓10g

人参 10g　　醋柴胡 6g　　枳实 6g　　炙甘草 6g

7 剂，颗粒剂，日 1 剂，分 2 次服。

结果：服药后患者腹胀腹痛基本痊愈，大便成形，背肩痛消失，身体畏寒缓解，手脚转温。后继续以附子汤为主加减治疗，服完 21 剂后诸症皆消，腹部已不胀不痛，大便成形，日一次，睡眠转佳。随访数次，未复发。

医案八：乙状结肠冗长症

冷某，男，10 岁。2020 年 1 月 15 日初诊。

现病史：患儿因长期便秘，服用行气导滞中药（槟榔、莱菔子等）一年乏效，2 日前于同济医院行钡剂灌肠示：乙状结肠冗长。医生建议手术治疗。因患儿尚幼，家属欲保守治疗，就诊于我处。刻下：大便 3~5 天一行，便干如球，味臭。挑食，喜吃肉类。胃胀，进餐后嗳气、声音响亮。晨起咽部有痰，未排便时口臭。易上火，鼻衄。脾气急躁，好动，夜间磨牙。

脉诊：左弦滑芤软。

右缓弱迟沉，尺弱。

望诊：舌淡红尖浮红、胖大润，咽后壁滤泡。扁桃体不大。

腹诊：腹部松软，右胁轻叩痛。

辨证分析：

1. 右脉缓弱，舌淡红胖大润，腹部松软，长期便秘，屡服理气药无效，为脾胃久病，元气不足，无力通降，不可再行破气之法。

2. 左关弦滑，右胁轻叩痛，易上火，鼻衄，脾气急躁，好动，口臭，夜间磨牙，喜吃肉类，胃胀，嗳气声响，咽部有痰，为少阳郁火，胃虚停痰，胆火犯胃。

拟方：补中益气汤合小柴胡汤加减。

黄芪 10g	党参 20g	生白术 6g	炙甘草 6g
升麻 6g	柴胡 6g	当归 15g	陈皮 3g
黄芩 6g	姜半夏 6g	生姜 6g	大枣 15g
炮附片 3g	枳壳 3g	火麻仁 30g	

14 剂，颗粒剂，日 1 剂，分 2 次服。

2020 年 6 月 17 日二诊：因受疫情影响，未及时复诊。家属自行抄方，前后共服用一个半月，大便转为 3 日一行，排便通畅，未再服理气药，鼻衄未作，胃胀、嗳气、口臭大减。察患儿面色偏暗，右寸尺脉偏迟软，舌苔润，考虑久病脾肾阳虚，目前少阳郁火几去，不宜再用苦泄之黄芩，改投附子理中汤合四逆散，温补脾肾、养血疏肝，再加火麻仁润肠通便。

拟方：附子理中汤合四逆散加减。

炮附片 10g	干姜 6g	党参 10g	炙甘草 6g
生白术 10g	柴胡 6g	枳实 6g	生白芍 10g
火麻仁 30g			

14 剂，颗粒剂，日 1 剂，分 2 次服。

结果：家属自行抄方，前后共服用一个半月，服后已无便秘，大便畅快，日 1 行，面暗明显好转，遂予上方加减出入调理数次而愈，随访便秘未作，但未复查结肠钡灌。

第三章

苓桂剂——心脾阳虚，水饮上冲

第一节　苓桂剂概述

一、引言

苓桂剂，是一类以桂枝、茯苓为核心药物的方剂群，主治水饮诸症。临床上，水饮病症极多：水饮上冲，可见头晕、目眩、癫痫发作、心悸、胸闷、咳喘、气短等；水饮旁流，可见肢体酸痛、麻木不遂、面浮肢肿、身体瞤动等；饮停心下，可见胃脘痞胀、胃部振水声、四肢厥冷等；水饮下流，可见腹胀、腹泻、肠鸣等；有饮停膀胱，累及三焦，可见消渴、少腹满胀、小便不利、水入即吐等。总之，水饮致病，可累及全身多个系统，如导致青光眼、梅尼埃病、冠心病、心衰、COPD（慢性阻塞性肺疾病）、哮喘、胃肠病等多种疾病。如能准确掌握好苓桂剂的病机特点，将在临证时更得心应手。

临证时，并不是所有的水饮病都适合用苓桂剂来治疗。苓桂剂既以茯苓、桂枝两药命名，其病机必与这两味药物的特性有关。茯苓利水为人所共知，不必赘述，关键在于对桂枝药性的理解。只有理解透了，才能对苓桂剂的运用得心应手。

二、病机要点

本人认为，苓桂剂的核心病机是：心脾阳虚，水饮上冲。心在五行属火，乃阳中之太阳，以阳气为主导，位居上焦，如日当空，烛照万物，使中下焦寒湿水饮等一切阴邪，不敢上僭为患；脾在五行属土，主运化、升清，脾土敦厚，痰湿水饮便无所内生。若脾阳不足，则水饮内生，若加心阳无力，则水饮阴邪易上凌为患。

除此之外，很多苓桂剂条文中，都有共同的前提，就是“伤寒”外感史。这提示，“伤寒”外邪内陷，是其发病的关键之一。患者外感寒邪经过汗、吐、下，一者因汗为心液，易损心阳；二者损中气，易致脾胃虚弱，若邪陷肠胃，可致腹痛吐泻等病症；三者外邪乘虚内陷肝经，则易致肝经寒郁，肝气郁逆。肝寒而郁，一方面易克犯脾土，加速水饮产生，另一方面肝寒郁气逆，更易裹夹水饮上冲。

因此，即使是很多“内伤”水饮病，细问起病史，多有外感风寒病史，而且刻下也伴有：①脉浮弦、鼻塞、身痛、皮肤疾病等表邪未解的见症；②胸胁支满、身体侧面病症、病症呈阵发性发作等肝寒而郁的见症。如果患者起病史不明，刻下只要符合心脾阳虚、水饮上冲的基本特点，就一样用苓桂剂治疗。

总结一下，苓桂剂的核心病机是：心脾阳虚，水饮上冲，可兼外寒未解、肝寒而郁、三焦失畅等。

三、桂枝的特性

苓桂剂的核心病机，是心脾阳虚、水饮上冲。通过深入研究《伤寒论》，总结桂枝归手少阴心经、手厥阴心包经、足厥阴肝经，功可：①温助心阳；②平冲降逆；③透散风寒；④温肝开郁。

在《余秋平讲〈伤寒论〉之少阳病篇》一书中，我对桂枝的药性有过相关阐述，认为桂枝主入足厥阴肝经、手厥阴心包经，功可透散风寒、温肝开郁、温通血脉、温潜心阳。但随着近来的深入研究，我认为厥阴心包经寒证，病机以寒凝血瘀、瘀堵为主，治疗重在温与通，代表方如当归四逆汤类；少阴心经寒证，病机以阳虚阴盛、虚损为主，治疗重在温与补，代表方如桂枝甘草剂、桂枝去芍药加附子汤类。因此，将桂枝归经定为足厥阴、手少阴、手厥阴，更为全面，也更能体现仲景桂枝甘草剂、苓桂剂等的原意。

（**桂枝甘草剂，详见于《余秋平讲〈伤寒论〉之少阴病篇》**）

茯苓，甘淡而平，归心、脾经，功擅健脾渗湿，宁心安神，甘补淡渗，性味平和，利水而不伤正气。

故此方以桂枝，上可温补心阳，下可震慑冲气，治其本，佐以茯苓，利水去饮，使寒水之气从下而利，治其标。苓桂配伍，温通心阳，降逆平冲，祛内停之水饮，上焦心阳得壮，下焦无寒水之患，标本兼顾，诚为治疗水饮上冲之要剂。

四、辨证要点

1. 水饮内生

常见有脉沉或脉沉弦，舌胖大苔水滑，体胖等，病症常见：①体内空腔积液、囊肿、痰液清稀、涎唾多、涕泪多等；②饮停气滞见症：胃胀、胁肋胀痛、肢厥、胸闷、咽喉梗阻、腹部胀痛等；③水饮上冲见症：头晕、目眩、心悸、咳喘、迎风流泪等；③水饮旁流见症：肢体浮肿、身体筋肉跳动、瘀核结块等；④水饮下流见症：腹泻、肠鸣、白带多、阴囊潮湿等；⑤三焦不利见症：消渴、多饮，心下痞胀、饮入即吐、小便不利等。水饮随气机而流走，故水饮内停的见症多样，临床参合舌脉与见症，但见一二症即是，不必悉具。

2. 兼经络表邪未解

或有外感病史，脉浮弦，咽后壁滤泡多，鼻塞流涕，咽痒，咳嗽，身痛，身痒，皮损（荨麻疹、湿疹）等。

3. 兼肝经寒郁

①肝经循行部位的见症：胸胁支满，胁肋疼痛、身体侧面的病变，偏头痛，甲状腺结节，乳腺结节等。②肝经郁滞夹水饮上冲的见症：肝为将军之官，喜条达而恶抑郁。肝受寒而郁，则易夹水饮而冲逆为患，可症见：症状阵发性发作、哕逆频作、两胁顶胀、心慌心悸、胸闷气短、咳喘阵作、咽喉不利、颈肩酸痛、迎风流泪、头昏目眩、喷嚏流涕不止、癫痫发作等。

4. 兼三焦不畅的见症

三焦为人体气－水－血的通道，有赖厥阴肝为之疏调。若肝经受邪而郁，常累及三焦不畅。上焦失畅可见胸闷、咳喘、身痒、不汗出、发热头痛鼻塞等；中焦失畅可见胃胀、嗳气、纳呆，心下痞胀等；下焦失畅可见二便不利等，累及三焦气化，常有消渴与小便不利并见之症。

上述是苓桂剂的共性特点，临证时还须学会辨识各个苓桂剂的不同特点，例如：苓桂术甘汤证，以水饮上冲见症为主，多无三焦不利的见症；五苓散证，以表邪未解，三焦不利见症为主，多无水饮上冲见症，等等。临证须根据病机细节的不同，选取不同的苓桂剂加减施治。

第二节　苓桂术甘汤证——心脾阳虚，水饮上冲

一、病机要点

●《伤寒论》第 67 条

伤寒若吐、若下后，心下逆满，气上冲胸，起则头眩，脉沉紧，发汗则动经，身为振振摇者，茯苓桂枝白术甘草汤主之。

茯苓桂枝白术甘草汤方

茯苓四两　桂枝三两　白术二两　甘草（炙）二两

上四味，以水六升，煮取三升，去滓，分温三服。

条文解读

患者外感寒邪，经吐下之后，一是中气损，易致脾胃虚弱；二是外邪易乘虚内陷，若邪陷肠胃，则易致腹痛吐泻等胃肠病症。若邪陷心经者，易致心阳受损。脾阳虚失运，则水饮内生，心阳不足，则阴邪失制，最终导致水饮上冲为患，症见“心下逆满，气上冲胸，起则头眩”。

水饮属阴，性本沉降。今水饮得以冲逆于上，我的体会是：心阳不足，上虚不能制下，这是核心病机；肝寒而郁，夹水饮上冲，也是重要因素之一。因肝为将军之官，其性暴烈，一有拂郁，则易冲逆于上，多表现出阵发性发作的特点。因此，临床上凡是具有上冲郁逆，呈阵发性发作的病症，多有肝气为患的因素。

弦脉，是端直而长，指下如有按琴弦之感觉，指下脉气固定不移；紧脉，是指下如牵绳转索，左右弹转，似带滑数之感，脉气较弦脉紧张度更高。《金匮要略》言“脉得诸沉，当责有水”，而紧、弦常是水饮表现。

“发汗则动经，身为振振摇”，清阳本实四肢，如果脾胃虚弱、痰饮内停，误用了发汗法，则水饮就容易随着阳气的发越，而流注入四肢肌肉，从而出现肌肉瞤动，甚至身体颤动不稳，摇晃欲仆等症。若病久不愈，可能发展成痿证等。

●《伤寒论》第160条

伤寒，吐下后，发汗，虚烦，脉甚微，八九日心下痞鞕，胁下痛，气上冲咽喉，眩冒，经脉动惕者，久而成痿。

条文解读

本条与第67条所述病机相近，均有苓桂术甘汤证。本条病症，是在苓桂术甘汤证上，再经发汗，导致虚阳发越而更虚，故有虚烦，脉甚微，提示里阳甚虚；虚阳浮越，夹水饮上冲，饮气交结于心下，则心下痞硬；饮气冲逆于胁肋，则胁下痛；饮气上冲，则气冲咽喉，出现喉部发紧窒息感、痰滞感；饮气流注于筋脉肌肉，则经脉动惕；水饮久痹于肢体，气血不通，则成痿证。

由于是在苓桂术甘汤证的基础上再兼虚阳发越，故本证宜以肉桂代替桂枝，温肝通脉之外，兼有补益阳气之力。

“经脉动惕者，久而成痿”，是误用汗法，水饮随阳气的发散，而流窜四肢经脉，造成四肢经脉的郁堵，故肢体震颤，颤抖。如果水饮流到四肢，造成四肢的阳气长期不通，就可以发展成“痿证”，即肢体痿废不用，肌肉萎缩，临床上可见于帕金森病、吉兰－巴雷综合征、重症肌无力等疾病。

关于痿证，历代医家多从阴虚内热论治，创立了虎潜丸诸方。但仲景在本条中特地提出“久而成痿”，目的是告诉我们，很多痿证之所以会气血精微不荣、肌肉萎缩，其根本病机是水饮阻滞，气血不达！

广而言之，凡是瘀血、痰湿、水饮等一切有形之物，都会阻碍气血的运行，机体失于荣养，长此以往，可发展为痿证、虚劳等诸大病。不荣与不通贯穿于疾病病机的始终，而疏通去实与扶正固虚的主次轻重也贯穿于疾病治疗的始终。故仲景《金匮要略》中将“血痹”与“虚劳”同列一篇，实用心良苦。

关于本条的论治，如果只是心脾阳气不足，或加肝寒而郁，夹水饮上冲流窜，身为振振摇者，仍是用苓桂术甘汤治疗，兼肾阳虚，加附子；如果是肾阳虚，兼有肝阴不足，水饮上冲流注到四肢，振振欲僻地者，必须用真武汤治疗。

●《金匮要略·痰饮咳嗽病脉证治》

心下有痰饮，胸胁支满，目眩，苓桂术甘汤主之。

茯苓四两　桂枝　白术各三两　甘草二两

上四味，以水六升，煮取三升，分温三服，小便则利。

条文解读

内伤病中，也有苓桂术甘汤证。如果问不出明确的外感风寒病史，却符合心脾阳虚，水饮上冲的病机特点，无论是什么病症，都可以使用苓桂术甘汤治疗。

胸胁为肝经循行所过，肝开窍于目，“胸胁支满”“目眩”全是肝经的症状，这也有力地说明了肝寒而郁也是苓桂术甘汤证的重要病机之一，有利于在临床上扩充其辨证要点，便于灵活应用。

●小结

综上所述，苓桂术甘汤证的核心病机是：**心脾阳虚，水饮上冲，可兼肝寒而郁**。起病多有外感风寒之病史，其间或有发汗、吐下之误治，主要导致脾运不及，水饮内生，心阳不足，水饮上凌。另外，常兼有风寒内陷肝经，致肝寒而郁，夹水饮上冲。若追问无明显外感史，只要符合上述病机者，统一可用此方加减治疗。

二、辨证要点

1. 心脾阳虚，水饮内生：常有服消炎药或清热解毒中药的病史，贪凉饮冷史或长期饮茶史，其人面色多黄暗，常有心悸，气短，胸闷，背凉，水肿，纳差，心下痞满，大便溏，左寸脉软弱无力、右关脉弦弱，舌胖大苔水滑等。

2. 水饮上冲的症状：水饮起源于心下，可向上冲逆至心胸、咽喉、头目等，多为阵发性发作。常见症状如下。

（1）上冲于胃：心下逆满，胃脘顶胀感，呃逆，嗳气等。

（2）上冲于心胸：阵发性的胸闷、短气、心慌、心律失常、心绞痛、咽喉发紧、呼吸困难等。

（3）上冲头目：阵发性的眩晕、头目昏胀、眼压高、耳鸣等。

（4）流窜四肢：身为振振摇，筋脉动惕，肌肉震颤痉挛，眼皮跳，甚则肢体痿废、肌肉萎缩等。

3. 外感病史：伤寒受凉起病史，刻下可有脉浮弦，鼻塞流涕，咽痒，咳嗽，身痛，身痒，皮损（荨麻疹、湿疹）等见症。

4. 肝经循行部位见症：左关脉常见弦紧，胸胁支满，胁下痛等。注意：脉症无明显热象者可用，如左关弦滑有力者，常提示肝郁化火，用桂枝有温肝助火之弊。

三、方药解析

桂枝：辛温，入手少阴心经，可温助心阳、平冲降逆；入足厥阴肝经，透散风寒外邪，解肝经寒郁而降气逆。

炙甘草：守中气，立根本；甘能缓急，缓水饮之上冲；合桂枝又能温补心阳，平冲降逆。

茯苓：渗利已生之水饮，兼可宁心定悸。

白术：力主升清，健脾助运，将水谷转化为精微而上承，杜绝水饮的来源。

白术、干姜与山药的鉴别

过去老大夫们常说，白术补脾阳、干姜温脾阳，山药补脾阴，这与教材的描述似有不同。实际上，所谓的白术“补脾阳”，是指白术擅于恢复脾阳气健运的功能，有助于水谷运化，适用于脾运不及，水谷不化，水湿内停者。所以，从现代教材的定义上说，苓桂术甘汤证的病机，定为心阳虚、脾胃虚弱，内生水饮，更为合适。

干姜辛热燥烈，守而不走，重在温暖脾阳以散寒饮，适用于脾阳受损，寒湿饮内生者。山药甘平，液浓肉厚，在补益脾气的同时，还擅滋养脾阴，长养肌肉，适用于慢病久病，长期腹泻致脾阴不足，身体虚弱羸瘦者。

四、鉴别：苓桂术甘汤证与真武汤证（表4）

1. 相同点：两者均有脾胃虚弱，水饮上犯的病机，都可以出现心悸、胸闷、头昏、目眩、身体瞤动、肌肉震颤等临床表现，都用茯苓、白术健脾祛饮；可以都因外感误治起病。

2. 不同点

（1）苓桂术甘汤证，以心脾阳虚，水饮上冲为主要病机，病位主在中上焦，常有心悸怔忡、气短胸闷、背寒冷如手大、浮肿、脘痞腹胀、纳差、便溏等心脾阳虚见症。另外，常有外感起病或加重的病史，常兼风寒内陷肝经，肝寒而郁，夹水饮上冲的特点，临床常见有胸胁支满、头晕目眩、阵发性发作等肝寒而郁见症。故方中用桂枝，以温助心阳、平冲降逆、透散风寒、温肝开郁；配伍炙甘草，温补心阳，固守中气，甘以缓急。

（2）真武汤证，以脾肾阳虚，兼肝阴虚阳浮，夹水饮上逆、泛滥为主要病机，病位可波及三焦。此处的水饮上逆是因肝阴虚而阳亢气逆，虚阳复夹水饮上冲或泛滥所致，故临床常见有头晕、目眩、振振欲僻地、左关脉弦细或弦芤、腹部拘急、脚挛急等肝阴虚阳亢的特点；同时，也有右尺弦弱、腰膝酸软冷痛，畏寒肢冷，下肢尤甚，尿频清长，夜尿多等肾阳虚的表现，故方中用附子以温肾阳，用白芍以滋养肝阴，敛降浮阳。本证也可由外感诱发或加重（82条），又因水饮泛滥、波及三焦，故仲景入生姜一味，归中上焦，温中化饮、开宣上焦，兼散外邪。

表4 苓桂术甘汤证与真武汤证的鉴别

方证	苓桂术甘汤证	真武汤证
核心病机	同：脾胃虚弱，水饮内生，可有外感史	
	心阳虚，水饮上冲，可兼肝寒而郁	肾阳虚，肝阴虚阳浮，水饮泛滥
饮停部位	中上焦	波及三焦
水饮上冲特点	阵发性、急迫	非阵发性
方药组成	同：均使用茯苓、白术健脾祛饮	
	异：桂枝温心阳、平冲逆、散风寒、温肝开郁；炙甘草，补阳守中，甘以缓急	异：附子温肾阳，白芍养肝阴、敛浮阳，生姜温中化饮、开宣上焦
症状表现	同：身体瞤动、肌肉震颤、头昏目眩等	
	异：心下痞胀、胸胁支满、心中悸动、咽喉发紧、起则头眩等心脾阳虚，兼肝寒而郁，水饮上冲的表现	异：肢体浮肿、下肢凉、小便无力等肾阳虚水泛的表现，与腹痛足挛、心烦失眠等肝阴虚阳浮的表现并见

五、医案举隅

医案一：感冒

苏某，男，28岁。

问诊：感冒1周，发热3天，体温最高39℃。咽痒，咳嗽，吐黄白色痰；纳差，胃胀，晨起口苦；饮水后下行慢、胃部有振水音；起则头眩，自觉眼前有透明影子飘过；近日小便黄，尿频尿急；近半年头皮屑多，脸干；手脚凉出汗，脚踝瘙痒起疹；每年春天常头晕恶心欲吐，眼酸，易头痛，休息可缓解。

脉诊：左寸沉细软，关沉细弦软，尺沉细弦软。

右关沉小缓弦软，寸沉细软，尺沉细弦软。

望诊：舌红胖大，苔薄，根部花剥，舌下可；扁桃体红肿，咽后壁滤泡，有痰。

腹诊：右胁触、叩痛，腹叩鼓音。

辨证分析：

1. 近期外感，左关脉弦，右胁触、叩痛，舌红，扁桃体红肿，咽后壁滤泡，有痰，纳差，胃胀，晨起口苦，为少阳郁火上攻，兼胃虚停痰（小柴胡汤证）。

2. 左寸沉细软，右关脉弦软，两脉均见沉象，腹叩鼓音，舌胖大，饮水后下行慢、胃部有振水音，起则头眩，眼酸，手足凉出汗，为心脾阳虚，水饮上冲（苓桂术甘汤证）。

3. 头皮屑多，脸干，脚踝瘙痒起疹，春阳升发时易见头晕、恶心欲吐、易头痛，兼有肝血不足，血虚阳浮，宜加当归、白芍。

拟方：苓桂术甘汤合小柴胡汤加当归、白芍。

桂枝 6g	茯苓 10g	生白术 6g	炙甘草 6g
柴胡 12g	黄芩 6g	姜半夏 8g	生姜 6g
党参 6g	大枣 10g	当归 10g	生白芍 10g

7 剂，颗粒剂，日 1 剂，分 2 次服。

结果：服药后患者感冒痊愈，口苦、头眩症状均消失。

医案二：房颤、射频消融术后

张某，男，72 岁。

问诊：房颤多年，行射频消融术后，自觉下肢乏力沉重，如脚踩棉花。心慌明显，与天气、情绪无关。余症不显。我初诊考虑为上实下虚、胸阳不振之证。《伤寒论》曰“下之后，脉促胸满者，桂枝去芍药汤主之”，“若微寒者，桂枝去芍药加附子汤主之。”遂予桂枝去芍药加附子汤1周，效不显。后再次详细问诊，确认患者心慌胸闷与天气寒冷无关。

脉诊： 左关浮带滑，按之弦细软，尺沉弦偏弱。

右关浮弦滑芤软，尺沉细弦。

望诊： 舌淡红，苔薄黄腻。

辨证分析：

患者心慌胸闷与天气无关，且服桂枝去芍药加附子汤无效，说明主病机并非阳虚、寒凝。刻下见右脉弦芤软、左脉按之细弦软，症有下肢乏力、头昏心慌，考虑从水饮论治，辨为心脾阳虚、水饮上冲，予苓桂术甘汤。

拟方： 苓桂术甘汤。

茯苓 12g　　桂枝 10g　　苍术 10g　　炙甘草 6g

7剂，颗粒剂，日1剂，分2次服。

结果： 患者自述服药后心慌胸闷显著缓解，病情平稳，继续调药治疗。

医案三：房颤

杨某，男，60岁。

病史： 房颤，左心房增大，高血压。

问诊： 突然站起时偶有头晕、黑蒙，咽喉发紧，膝关节酸软，眠差，偶有心慌，大便正常。

脉诊： 左寸细，关沉弦小有力，尺沉小弦有力。

右寸沉小软，关小弦滑芤，尺沉弦滑有力。

望诊： 舌胖大尖浮红，苔黄腻，舌下瘀。

腹诊： 心下压痛，腹部叩稍有鼓音。

辨证分析：

1. 左寸细，关沉小弦有力，右关弦芤，舌胖苔腻，起则头眩，咽喉发紧，心慌，为心脾阳虚肝寒而郁，水饮上冲（苓桂术甘汤证）。

2. 右关滑，左寸细，舌苔黄腻，舌尖浮红，睡眠差，兼有心胃之热，佐以黄连清热。右尺沉弦，桂枝改肉桂，兼温补下元，配伍黄连即为反交泰丸，交通心肾。

3. 左脉弦细小，右寸沉小软，腹部叩诊稍有鼓音，房颤史，舌下瘀明显，为气血虚兼血瘀，须警惕附壁血栓形成，加人参、当归益气养血，四逆散加丹参行气活血。

拟方：苓桂术甘汤、四逆散、反交泰丸加人参、丹参、当归。

茯苓 15g	肉桂 6g	白术 6g	炙甘草 6g
黄连 2g	醋柴胡 6g	枳壳 6g	白芍 15g
人参 10g	丹参 15g	当归 15g	

7 剂，颗粒剂，日 1 剂，分 2 次服。

结果：患者头晕、心慌明显缓解，晚上睡眠好转，继续调理治疗。

医案四：胃胀、心悸

张某，女，55 岁。

问诊：胃酸胀，有冷水荡漾感，不欲进寒凉饮食，纳差。劳累后心慌严重，自述心脏似乎要蹦出来，伴有欲呕，头晕，背冷如掌大，受热则尿黄灼热，畏寒，荤食后易晕眩，肠鸣，腹痛腹泻，神疲乏力。

脉诊：右浮滑带弦。

左关弦小滑。

望诊：舌淡红，扁桃体肿大。

腹诊：心下压痛，右胁触痛，右胁叩痛，淋巴结肿大。

辨证分析：

1. 左关弦，右浮滑带弦，右胁触叩痛，胃脘酸胀发冷，纳差，劳累后心慌、欲呕、眩晕，为心脾阳虚，水饮上冲（苓桂术甘汤证）。

2. 病程较长，畏寒，背冷如掌大，肠鸣腹痛腹泻，神疲乏力，兼有下焦阳虚（加附子、肉桂）。

3. 左关小滑，受热时尿黄灼热，扁桃体肿大，兼有肝血虚阳浮（加芍药）。

拟方：苓桂术甘汤加减。

茯苓 30g　　白术 15g　　桂枝 10g　　炙甘草 5g

炮附片 20g　　肉桂 5g　　白芍 10g

3 剂，颗粒剂，日 1 剂，分 2 次服。

结果：患者畏寒、胃酸胀明显减轻。

医案五：喘证、胃胀

孙某，女，65 岁。

问诊：咳嗽痰多，质白稠，动则气喘。纳可，心下痞胀，便溏，无口干口苦。

脉诊：右寸滑。

望诊：舌淡暗，苔薄润。

辨证分析：

1. 心下痞胀，便溏，舌暗苔润，为水停心下（苓桂术甘汤证）。

2. 右寸滑，痰多，质白稠，为痰湿阻肺。

3. 动则气喘，既有上盛下虚，痰涎壅盛的因素（苏子降气汤证），又有肝寒夹水饮上冲的因素。

拟方：苓桂术甘汤合苏子降气汤加减。

茯苓 30g　　桂枝 10g　　白术 15g　　炙甘草 5g

法半夏 10g　　陈皮 10g　　枳壳 10g　　党参 10g

厚朴 10g　　杏仁 10g　　当归 10g　　苏叶 10g

苏子 10g

7 剂，颗粒剂，日 1 剂，分 2 次服。

结果：服用，5 剂后，患者胃痞胀好转，动则气喘已无。随访未复发。

•附：桂枝去桂加茯苓白术汤证（苓芍术甘汤证）

一、病机要点

•《伤寒论》第 28 条

服桂枝汤，或下之，仍头项强痛，翕翕发热，无汗，心下满微痛，小便不利者，桂枝去桂加茯苓白术汤主之。

芍药三两　甘草（炙）二两　生姜（切）　白术　茯苓各三两　大枣（擘）十二枚

上六味，以水八升，煮取三升，去滓，温服一升，小便利则愈。本云桂枝汤，今去桂枝，加茯苓，白术。

条文解读

（1）“头项强痛，翕翕发热”，看似太阳表证，但用桂枝汤不效，且开头没有提及“太阳病”“伤寒”“中风”等词，按照仲景的行文习惯推测，这不是外感表证，而是内伤杂病。

（2）下后仍有“心下满微痛”，说明不是燥屎、积食等有形结聚，临床常见于气郁或饮停证。结合“小便不利”可知，此应该为水饮内停，饮阻气滞。除此之外，本条还有三焦不畅的表现：上焦不畅，表现为头项强痛，翕翕发热，无汗出；中焦不畅，表现为心下满微痛；下焦不畅，表现为小便不利。

（3）若是单纯的饮阻气滞，很难导致三焦不畅。从用药上分析，此三焦不畅应是内伤肝阴不足引起。肝体阴而用阳，肝阴不足则肝气易郁、肝阳易亢，一方面肝郁则三焦失畅，另一方面肝旺则克伐脾土，水饮内生，进一步加重了三焦不畅。

（4）临床上，一些高血压患者，一方面，既有肝阴不足、阴虚阳亢，常见头项强痛，面部通红，阵阵潮热等；另一方面，又因肝阴虚气郁，脾胃受抑，三焦失疏，久则水饮内停，三焦不畅，上见不汗出、头项强痛，中见心下胀满、嗳气呃逆，下见小便不利、阴囊潮湿、阳痿等。

（5）所以，桂枝去桂加茯苓白术汤证的病机是：**肝阴不足、脾虚水停、三焦不畅**。其根本病机在内伤肝阴不足，继发脾虚水停、三焦不畅。

二、方药解析及加减

（1）方中去辛温助阳的桂枝，其核心是芍药配甘草酸甘化阴，平降肝经虚火。肝阴充足，则疏泄三焦有权。

（2）同时，用白术、茯苓健脾利水，治中焦、利下焦；生姜、大枣温中焦、开上焦。

（3）全方养肝阴以治本，兼以宣畅三焦、祛除水饮。

（4）如果有太阳表证未解，见头项强痛，发热，翕翕发热，汗出恶风，左关脉细，同时兼见心下满微痛，小便不利，可用桂枝汤加白术、茯苓。但如果左关脉细弦有力还带滑，此时需要养肝阴、清肝火，不能加桂枝。如果是气化严重受阻，口渴、小便不利明显的时候，可直接用桂枝汤合五苓散。

三、鉴别：苓桂术甘汤证与苓芍术甘汤证（表5）

桂枝去桂加茯苓白术汤又称“苓芍术甘汤”，与苓桂术甘汤“遥相呼应”（用词参考刘渡舟先生在《伤寒论》讲稿中所言）。两者的鉴别如下。

（1）相同点：两者均有肝木乘脾，饮郁气逆的病机，方中均用茯苓、白术健脾利水，甘草守中。

（2）不同点：①苓桂术甘汤证，核心为心脾阳虚，水饮上冲。或有伤寒外感史，风寒内陷肝经；或有内伤脾胃虚寒病史，肝寒乘脾。由于饮停于心下，故饮气上逆从心下上至胸咽头目五官，或横逆于四肢肌肉筋脉，一般并无三焦郁阻的病机。故方中主用桂枝，温心阳、散外寒、解肝郁、平冲逆。②苓芍术甘汤证，则多见于内伤病，主因肝阴不足，继发脾土受抑、三焦失畅。故方中主用白芍，养肝柔肝、平降肝经虚火，另用生姜、大枣，温中焦、开宣上焦，加强宣畅三焦之功。

表5　苓桂术甘汤证与苓芍术甘汤证的鉴别

方证	苓桂术甘汤证	苓芍术甘汤证
病因	多有外感病史	内伤病
核心病机	同：肝木乘脾，饮郁气逆	
	异：心脾阳虚，水饮上冲	异：肝阴不足，三焦失畅
方药组成	同：茯苓、白术健脾利水，甘草守中	
	异：桂枝散外寒、解肝郁、温心阳、平冲逆	异：白芍养肝柔肝、平降肝经虚火，另用生姜、大枣，温中焦、开宣上焦，加强宣畅三焦之功

第三节　苓桂枣甘汤证
——误汗动冲气，下焦水饮欲上冲

一、病机要点

●《伤寒论》第65条

发汗后，其人脐下悸者，欲作奔豚，茯苓桂枝甘草大枣汤主之。

茯苓半斤　桂枝（去皮）四两　甘草（炙）二两　大枣（擘）十五枚

上四味，以甘澜水一斗，先煮茯苓，减二升，内诸药，煮取三升，去滓。温服一升，日三服。作甘澜水法：取水二斗，置大盆内，以杓扬之，水上有珠子五六千颗相逐，取用之。

条文解读

“发汗后”，提示本病可能由外感引起，故前医用汗法治疗。但患者素体阳气不足，发汗，一是很容易发越虚阳，使阳气更虚，浮阳不潜；二是可能引动下焦的冲气上逆。

“冲脉为病”的探析

冲脉乃奇经八脉之一，有“十二经脉之海”和“血海”之称，为总领诸经气血的要冲，亦与一身气机之升降息息相关。冲脉起于下焦，赖肝血肾精以涵养、固摄。肾精充足则封藏有权，摄纳冲气归根；肝血充足，肝气不亢则不易带动冲气上逆。“冲脉隶属于阳明”，阳明胃气息息和降，则自可镇摄冲气。因此，冲气敛降有赖于肝、肾、胃的协调运作。

“冲脉为病，逆气里急”，在内伤病中，下焦肝肾亏虚、冲脉失养，或阳虚不潜，易致冲气浮越上逆；肝气恣横，肝阳上亢，常引动冲气上逆；胃气胃阴不足，或痰食中阻，失于和降，常会继发冲胃气逆。在外感病中，还常因过用汗法等，误治伤阳，浮阳上越，从而引动冲气上逆。

阳气不振之人，本易内生水饮。若再误用汗法，更伤阳气，则容易引动浮阳上越，从而引动下焦的冲气上逆。而冲气上逆又夹水饮上冲，故发为奔豚之病。“脐下悸”，是下焦冲气欲动之兆，故曰欲作奔豚。

所以，苓桂枣甘汤的核心病机是：**发汗后发越虚阳、引动冲气，夹水饮欲上冲**。

二、方药解析

同苓桂术甘汤相比，本方证未经吐下、脾胃未损，并无脾虚生饮之机，故不用白术健脾运、化饮邪。本证只是发汗太过，引动下焦冲气浮越，欲上冲为患，故仍用桂枝，平降冲气；脐下悸动，不仅有冲气之发动，也必有水饮随之，故加茯苓，利水去饮，以定悸动；本证之饮，非脾虚所生，而是冲气上逆带动下焦肾水上逆所致，因土能制水，故用大枣敦厚脾土，筑堤坝，以防水泛；配伍甘草，甘能缓急，缓冲气欲冲之急。

方中重用茯苓至半斤，一是因为下焦水饮欲借冲气而成冲逆之势，病势较急；二是大枣敦厚脾土，重用茯苓，也可以防其壅滞生饮；三是茯苓淡渗下行，有助于气机下行。

方用甘澜水煎服，因其“以杓扬之”，动能生阳，能减其阴性，不助水饮之阴邪，故用甘澜水煎药有利于水饮的去除。

三、医案举隅

刘渡舟医案：脐下悸

张某某，男，54岁。主诉脐下跳动不安，小便困难，有气从小腹上冲，至胸则心慌气闷，呼吸不利而精神恐惧。每日发作四五次，上午轻而下午重。切其脉沉弦略滑，舌质淡，苔白而水滑。

疏方：茯苓30克，桂枝10克，肉桂6克，炙甘草6克，大枣15枚。

结果：仅服3剂，则小便畅通而病愈。

第四节 苓桂味甘汤证
——下元亏虚，冲气夹水饮上冲

一、病机要点

- **《金匮要略·痰饮咳嗽病脉证并治》**

咳逆，倚息不得卧，小青龙汤主之。

青龙汤下已，多唾口燥，寸脉沉，尺脉微，手足厥逆，气从小腹上冲胸咽，手足痹，其面翕热如醉状，因复下流阴股，小便难，时复冒者，与茯苓桂枝五味子甘草汤，治其气冲。

桂苓五味甘草汤方

茯苓四两 桂枝（去皮）四两 甘草（炙）三两 五味子半升

上四味，以水八升，煮取三升，去滓，分三温服。

条文解读

“咳逆，倚息不得卧，小青龙汤主之”。久患咳逆痰喘之病，必有肺脾阳虚，寒饮难化之机，复多因外感风寒而引发，此时外内合邪，而发咳逆，其治以小青龙汤加减，应为对证之方。但是，为何服药后，反而引动冲气夹饮上逆之变？原因就在患者不仅“咳逆”，还出现了“倚息不得卧”，这是下元亏虚，肾不纳气的典型表现！所以，仲景在小青龙汤加减法中有“喘者，去麻黄，加杏仁”之法。临床上，久病咳喘气逆者，常兼有下元亏虚、肾不纳气之体质，若只顾治肺，忽略下元亏虚，妄用麻黄、细辛等发越虚阳之药，极易引动下焦冲气，导致病情恶化。

下虚之人，误服青龙汤后，一方面，易发越虚阳，肝阳更伤，寒凝气郁，疏泄失职；另一方面，下元更虚，冲气失潜，两者均引动冲气，夹带下焦水饮上冲。

“寸脉沉”，多为上焦阳虚，复为水饮郁遏气机所致；“尺脉微”，便是下元亏虚之明证。

冲气上逆，可见“气从小腹上冲胸咽，手足痹，其面翕热如醉状……时复冒”；阳气上行，不达四肢，复有饮阻气滞，故有“手足厥逆”；气机逆乱，三焦气化失常，故有“多唾口燥”“小便难”；服药发越虚阳而上逆，如果其人下元未竭，则必不至于浮阳越脱，下元仍欲吸纳浮阳与冲气下归，故“因复下流阴股”。若冲气一味上逆，便阴阳离决而亡。

总之，苓桂味甘汤的核心病机是：**下元亏虚、肾不纳气，复经误治，发越虚阳，引动冲气，夹下焦水饮上冲为患。**

二、方药解析及加减

对比苓桂枣甘汤证，本证水饮已然上冲，培土制水意义不大，其治疗重在：①用桂枝或肉桂，平冲降逆，使浮阳冲气下潜归宅；②用五味子，补肾收纳，收纳浮阳归入下焦。如此，下元得固，摄纳有权，则冲气自易归宅。

本证的病机要点是下元亏虚、冲气上逆，故用五味子温肾纳气，配桂枝（肉桂）平冲潜阳。后世医家高度重视下元亏虚在此类病症中的发病作用，进一步完善了补肾纳气的治疗方案。如偏肾阳虚者，常加胡桃肉、人参蛤蚧散等；偏肾阴虚者，常加五味子、熟地黄、山萸肉、山药等。二者均是在此方思想上的延伸。

三、医案举隅

医案一：感冒

余某，男，79岁。

问诊：今日感冒，咳痰，痰质如清涕，量少，易咯，无腥味，无咽痛，无鼻塞，无头身痛，动则气喘，夜尿多，5~7次，尿无力，小便气味大，纳食少，大便溏软，1~2次/日，胸闷气短，食甜后反酸。

脉诊：左弦小有力，尺弦滑而按之芤。

右寸细软，关弦小而沉，尺沉小弦芤。

望诊：舌红偏暗苔薄黄，舌下瘀。

腹诊：右胁叩痛，脐上压痛。

辨证分析：

1. 两尺芤，年高，动则气喘，大便溏，小便频，夜尿多，尿无力，为下元亏虚，肾不纳气；咳嗽，痰如清涕，胸闷气短，为水饮上冲的表现（苓桂味甘汤证）。

2. 左脉弦小有力，右关沉小，纳食少，食甜后反酸，右胁叩痛，为肝寒而郁，胃虚停饮，肝胃郁逆（吴茱萸汤证）。

拟方：苓桂味甘汤合吴茱萸汤加减。

茯苓 15g　桂枝 10g　五味子 10g　炙甘草 6g
吴茱萸 20g　生姜 15g　党参 15g　大枣 30g
桃仁 10g

7 剂，颗粒剂，日 1 剂，分 2 次服。

结果：服药后咳嗽咳痰明显减轻，后用苓桂味甘汤合他方巩固治疗 1 周后痊愈。随访未复发。

第五节　五苓散证
——太阳表邪内陷，三焦气化不利

一、病机要点

●《伤寒论》第 71 条

太阳病，发汗后，大汗出，胃中干，烦躁不得眠，欲得饮水者，少少与饮之，令胃气和则愈。若脉浮，小便不利，微热，消渴者，五苓散主之。

猪苓十八铢（去皮）　泽泻一两六铢　白术十八铢　茯苓十八铢　桂枝（去皮）半两

上五味，捣为散。以白饮和，服方寸匕，日三服。多饮暖水，汗出愈。如法将息。

条文解读

外感病，大汗出，伤了津液，胃中干燥，就会出现口渴多饮、心烦失眠等津伤生热的表现。这时候，只需要喝点小米粥或者白米汤，既可养胃气，又可以生津液，胃气津液恢复了，虚热自然好转。

太阳病，发汗后，如果仍有“脉浮”“微热”，提示太阳表邪未尽；“小便不利”与“消渴”并见，这是三焦气化不利的典型表现。“三焦者，决渎之官，水道出焉”，三焦水道失司，故见小便不利；三焦气化受阻、津气不能上达于口，故口渴。口渴多饮，饮水入胃，又因三焦气化郁滞，无法正常输布，反而导致水饮内停；水饮内停又加重三焦气化不利，如此恶性循环，故会有口渴多饮，饮后又水停。

据条文描述可知，出现三焦气化不利的主要病因，是太阳病，是脉浮未解。如果我们再认真研究一下五苓散证的所有条文，就会发现：几乎所有的五苓散证条文，都会强调“脉浮”。“脉浮者，表未解也”，说明脉浮是表邪未尽的重要依据。从五苓散证的所有条文中，我们可以明确地指出：“脉浮”，“太阳病”不解，是导致五苓散证三焦气化不利的主要病因！

三焦为人体气－水－血的通道，有赖厥阴肝为之疏调。一方面，太阳表邪未解，上焦卫表郁滞，容易影响三焦气机；另一方面，部分邪气内陷足厥阴肝经，肝寒而郁，疏泄失司，也易造成三焦气化失常。

历代注家，根据此证多有小便不利，故把五苓散证定义为“太阳蓄水证”或“太阳腑证”，将其病位定于足太阳膀胱。这虽然有一定道理，但容易局限此方的应用范围，对于全面正确认识五苓散证的病机特点十分不利。从我的临床体会来看，五苓散证，不仅有膀胱气化不利，水停于下焦膀胱之机，还有水停于中焦胃肠，水停于上焦头脑体腔各处等种种情况，均为三焦气化受阻的结果，因此病机应定为三焦气化不利，更为贴切。

总之，五苓散证是三焦气化受阻，水饮内停之证，其三焦气化不利与太阳表邪未尽、邪陷厥阴肝经，密切相关。从五苓散证的前后条文和五苓散的用药可知，太阳表邪未尽，邪陷厥阴肝经，导致邪郁肝经、肝失疏泄，进而累及三焦气化，是其主要的病机特点。故此方中最关键的药就是桂枝。桂枝之辛，能透解太阳之表邪，桂枝之温，能温肝散寒，以期有开达肝郁、复其疏泄之功，调畅三焦气化之能。

●《伤寒论》第 72 条

发汗已，脉浮数，烦渴者，五苓散主之。

条文解读

外感病，发汗之后，仍然是浮数脉，也是表邪未解，如果再出现了心烦口渴不解，就说明患者有三焦气化受阻。这也是外邪不解，陷入肝经，影响了三焦的气化功能，所以仍用五苓散主之。

第 72 条强调只要抓住“脉浮数”与“烦渴多饮，饮不解渴”这两点就足够了。所以五苓散证的辨证要点就在于脉浮，另有小便不利而烦渴不解。

●《伤寒论》第74条

中风发热，六七日不解而烦，有表里证，渴欲饮水，水入则吐者，名曰水逆，五苓散主之。

条文解读

五苓散证的患者，不一定都有脉浮或者脉浮数，但是发病前往往有外感病史，如先有“中风发热，六七日不解”，后才出现了心烦、渴欲饮水，但是水入则吐的“水逆”病症。所谓的“有表里证”，里证就是“水逆”，表证就是“中风发热不解”。

这条病机也是外邪不解，影响了三焦的气化，水饮内停，甚至出现水逆的情况，水饮停聚比之前的条文更加严重。

●《伤寒论》第156条

本以下之，故心下痞，与泻心汤。痞不解，其人渴而口燥烦，小便不利者，五苓散主之。

条文解读

这个人没有说外感病史，也没有说有脉浮，但他上有口渴甚而心烦，中有心下痞，下有小便不利，这也是明显的三焦气化不利，水液代谢紊乱的表现。此处没有提及肺经的病症，多半也是外邪内陷肝经，累及三焦气化，故也用五苓散散外邪，利水道，恢复气化功能。

与苓桂术甘汤证相同，如确实问不出明显的外感病史，但是刻下有表邪未尽的脉症及三焦气化不利的表现，一样可以应用五苓散。

五苓散疏通三焦水道，能很好地恢复三焦气化，祛除水饮。推而广之，不仅用于“心下痞”，还可广泛应用于水饮内停的心包积液，胸腔积液，脑积液，睾丸积液，各类囊肿等。

●《伤寒论》第386条

霍乱，头疼发热，身疼痛，热多欲饮水者，五苓散主之；寒多不用水者，理中丸主之。

条文解读

“霍乱”，挥霍缭乱之意，是以严重吐泻为主症，极易导致电解质紊乱、脱水休克、甚至死亡的急性胃肠疾病，需要积极治疗。

“头疼发热，身疼痛”，是太阳病的表现。机体感受表邪后，内陷肝经，肝经严重受郁，一方面乘脾犯胃，清浊逆乱；另一方面导致三焦水液代谢严重失常，故出现急性吐泻的表现。“热多欲饮水”，提示病属阳证、实证居多，其人体质尚可，常伴有小便短少、口渴多饮等虚热的表现，故用五苓散，解外邪、复三焦气化。水液代谢恢复正常，中气升清降浊有权，则吐泻可止。

若持续吐泻，阳气、阴液快速丢失，常转为三阴病。如热象不显，以阴证、虚证的表现为主，即“寒多不用水者”，则从理中丸温补中焦、扶正为主来论治。

●《伤寒论》第127条

太阳病，小便利者，以饮水多，必心下悸，小便少者，必苦里急也。

条文解读

太阳病，小便通利，说明没有三焦气化受阻。如果饮水过多，超过了脾胃运化能力时，或者脾胃本弱，而饮水过多，均容易饮停胃中，而出现“心下悸”，即胃中悸动、甚至有胃中振水音等，其治宜用茯苓甘草汤，温胃化饮。

若太阳病，伴见小便短少，提示三焦气化不利，则必会致“苦里急”，即少腹里急、触诊小腹胀急。小腹，正处膀胱之位置。所以说，五苓散证与足太阳膀胱腑，肯定有相关性，但不能机械地对应。这里补充了五苓散证一个重要的辨证要点——五苓散证的腹诊，是小腹拘急。

●小结

五苓散证的病机要点为**三焦气化不利，水液代谢失调**。太阳表邪不解，部分邪陷肝经，肝气郁逆，最终影响三焦的气化功能，这是发病的关键环节。

二、辨证要点

1. 三焦气化失常：口渴（微渴→烦渴→消渴），小便不利，水饮内停见症。

2. 水液代谢紊乱：五苓散证，主要表现为水饮内停，伴口渴、小便不利，常见各种积液、囊肿、异常分泌液等。上可见：脑积水，鼻口耳眼的异常分泌液等；中可见：心下痞，胃腺囊肿，肝囊肿等；下可见：肾囊肿、肾盂积水、睾丸积液、卵巢囊肿、少腹（膀胱）压胀等；外可见：肢体浮肿、关节腔积液、湿疹、有形包块等。

3. 太阳表证： 有外感病史，脉浮或脉浮弦或浮数，咽后壁滤泡多，鼻塞流涕喷嚏，咽痒咳嗽，身痛身痒，不汗出，皮损（荨麻疹、湿疹）等。

三、方药解析

本方以桂枝为君药，一是解太阳之表，二是透散肝经之风寒，以复肝疏泄之职，从而恢复三焦之气化。以白术为臣，健脾运而除水湿；佐以茯苓、泽泻、猪苓，利小便，导停积之水饮下出。如此，外邪得散，肝气条畅，积水排出，三焦气化恢复。

本方用散剂，利尿排水的效果更好，这是因为：①散剂，利于吸收，而且利尿药用散剂，利尿的效果更好；②汤剂内服，反而会加重积水停聚，不利于三焦气化的恢复。③白饮送服为好，白饮就是米汤，米汤既能养胃又可生津，还有很好的利尿作用。

"多饮暖水则愈"，汗出提示表邪外透，上焦开宣，是三焦宣畅的一个重要标志。同时，也提示我们，患者服用五苓散后，不能饮冷吃瓜果等冷物，因为进食冷物后，胃寒则上焦难以开宣，三焦气化就不易恢复。

四、鉴别：五苓散证与苓桂术甘汤证（表6）

1. 病因病机： 两者都可因外感起病，可兼有邪陷肝郁、水饮内停的病机。但苓桂术甘汤证，偏重于心脾阳虚、水饮上冲；五苓散证，偏重于表邪不解，三焦气化不利，水饮内停。

2. 饮停部位：苓桂术甘汤证，饮停于心下，饮气上冲，主要走于中上焦；五苓散证，饮停于下焦膀胱，可波及三焦，三焦均可见饮停见症。

3. 症状：苓桂术甘汤证，水饮上冲的表现突出，如：脉沉紧，胸胁支满，心下悸动，气上冲胸，起则头眩，肌肉瞤动等，未必有小便不利、口渴；五苓散证，是太阳表证和三焦气化不利、水饮内停的表现突出，如：脉浮，鼻塞流涕，身痛身痒，口渴，小便不利等。

4. 体征：两者均可有舌胖大、苔水滑等水饮体征，但是苓桂术甘汤证常见有脉弦紧或沉弦，叩诊胸胁部不适等；五苓散证常见脉浮，咽后壁滤泡，少腹里急，按之欲小便等。

5. 方药：两者均有桂枝温阳、化饮、开郁、解表；白术、茯苓，健脾祛水。苓桂术甘汤证，脾胃虚弱是重要病机，病位在中焦，故加炙甘草以守中气；五苓散证，因病位不局限于中焦，水饮内停较重，故加猪苓、泽泻利水，以散剂服用。

表6　苓桂术甘汤证与五苓散证的鉴别

方证	苓桂术甘汤证	五苓散证
病因病机	同：水饮内停，可因外感起病	
	异：偏重于心脾阳虚，水饮上冲	异：偏重于三焦气化不利、表邪不解
饮停部位	始于中焦（“心下”）	多始于下焦（“少腹”），可波及三焦
症状	心下逆满，心下悸动，胃中振水声，气上冲胸，胸胁满痛，起则头眩	脉浮，鼻塞流涕，身痛身痒，不汗出，口渴，小便不利等
体征	舌胖大、苔水滑等	
	寸脉弱，关脉弦紧或沉弦，叩诊胸胁部不适等	脉浮弦，咽后壁滤泡，少腹里急，按之欲小便等

五、医案举隅

医案一：皮肤红疹

闻某，女，76岁。

病史：①高血压；②糖尿病；③高血脂；④高尿酸血症。

问诊：患者无明显诱因出现遍身红疹多年，前胸多后背少，初夏发作，夜间则甚。乏力，腰腿酸重。头摇动，口渴多饮，小便不利、夜尿多。

脉诊：右沉滑芤弱。

左滑稍弦。

望诊：舌淡红胖大，苔薄腻。形体肥胖，面色晦暗，眼袋深重。

辨证分析：

1. 遍身红疹，口渴多饮，小便不利、夜尿多，头摇动，舌胖大，为三焦气化不利、水饮内停、表气郁滞（五苓散证）。

2. 右脉沉芤弱，病史多年，面色晦暗，为久病阳气亏虚（加人参、附子）。

3. 右脉滑，高血脂，形体肥胖，苔腻，乏力，腰腿酸重，为湿浊困阻，清阳不升（清震汤证）。

拟方：五苓散加附子、人参合清震汤加减。

桂枝6g　茯苓10g　泽泻15g　猪苓10g

苍术30g　附片30g　人参15g　升麻10g

荷叶15g　防风10g　蛇床子15g

7剂，颗粒剂，日1剂，分2次服。

结果：患者服上方7剂后皮疹明显好转，将前方稍做加减，续服7

剂后，随访述皮疹大大减少，后未再复诊。

医案二：肝癌

刘某，女，68岁。

病史：肝癌晚期，腹水。

问诊：口干渴欲饮，口苦，心烦易怒，无呕吐，肠鸣，纳差，乏力，气短，但欲寐，下肢肿，腹泻，大便溏，尿少，次数多。

脉诊：右关弦无力，尺沉弱，寸弱。

左浮弦，关细弦。

望诊：舌红，苔薄黄干燥。

腹诊：右胁压痛，两胁叩痛。

辨证分析：

1. 左脉浮弦，腹水，下肢肿，尿少尿频，口渴，为三焦气化不利、水饮内停（五苓散证）。

2. 右脉沉弱，但欲寐，纳差，乏力，气短，腹泻，但欲寐，为脾肾阳虚（附子理中汤证）。

3. 左脉弦，口干口苦，右胁压叩痛，舌红苔薄黄而干，兼有少阳三焦气化不畅，郁热伤津（柴胡桂枝干姜汤证）。

4. 左脉细，肝癌晚期，腹水，为血瘀血虚，“血不利则为水”（当归芍药散证）。

拟方：五苓散、附子理中汤、柴胡桂枝干姜汤合当归芍药散。

泽泻 10g	桂枝 10g	苍术 10g	茯苓 10g
猪苓 10g	醋柴胡 12g	生龙牡各 15g	当归 10g
白芍 30g	川芎 10g	干姜 6g	炙甘草 6g
黄芩 10g	天花粉 15g	人参 20g	附子 60g

7剂，颗粒剂，日1剂，分2次服。

结果：服完7剂，双下肢水肿愈，大便成形，小便量增多，心烦易怒改善。患者诸症好转，效不更方，续服7剂，精神增，诸症缓解，继续治疗。

医案三：抑郁症

蔡某，男，26岁。

病史：抑郁症史。

问诊：患者长年抑郁状态，眠差梦多，头昏重，易汗出，时有口干多饮，小便不利，偶胸闷，眼胀。

脉诊：右寸浮滑，关浮滑而芤，尺滑芤偏沉。

左寸浮滑，关浮弦滑。

望诊：舌红胖大，苔根黄腻。

腹诊：右胁叩痛。

辨证分析：

1. 脉浮，头重、眼胀、口渴多饮、小便不利，舌胖大苔腻，为三焦气化不利，水饮内停，兼表气郁滞（五苓散证）。

2. 左关脉弦滑，长期抑郁，右胁叩痛，为肝气郁滞（四逆散证）。

3. 左寸脉浮滑，舌苔黄腻，眠差梦多，肝郁化热，上扰心胸（栀子豉汤证）。

拟方：五苓散、四逆散合栀子豉汤加减。

桂枝6g	苍术10g	茯苓10g	猪苓10g
泽泻15g	柴胡10g	杭芍10g	枳实10g
炙甘草10g	炒山栀10g	淡豆豉30g	生姜15g

7剂，颗粒剂，日1剂，分2次服。

结果：服上方，精神大悦，睡眠明显改善，头昏重、口渴均缓解，继续治疗原发病为主。

第六节　茯苓甘草汤（苓桂姜甘汤）证——心胃阳虚，中焦停饮

●《伤寒论》第73条

伤寒，汗出而渴者，五苓散主之；不渴者，茯苓甘草汤主之。

条文解读

伤寒表邪不解，导致三焦气化不利，出现烦渴不解，是典型的五苓散证，故五苓散主之。

“不渴者，茯苓甘草汤主之”。这个也有表不解，也有停饮，但只是中焦停饮，并没有影响三焦的气化，故没有烦渴、消渴的表现。

●《伤寒论》第356条

伤寒厥而心下悸，宜先治水，当服茯苓甘草汤，却治其厥；不尔，水渍入胃，必作利也。

茯苓二两　桂枝（去皮）二两　甘草（炙）一两　生姜（切）三两

上四味，以水四升，煮取二升，去滓，分温三服。

条文解读

“伤寒”，提示有外感表邪不解的因素。“厥”，可作手足厥冷，或晕

厥。此处之厥，因饮停心下，致中焦阳郁不通，故为手足厥冷，医称之为“水厥”。与四逆散证的气郁致厥（“气厥”）互参。

“不尔，水渍入胃，必作利也。”说明心下水饮久积，可以水溢下走胃肠，而见反复发作的慢性腹泻，可以用茯苓甘草汤治疗。

与五苓散证相比，茯苓甘草汤证，重在饮停心下，中阳不通。三焦气化并未受影响，故方中用生姜，温胃化饮，并助桂枝通达阳气；桂枝，散外寒、平冲气、通阳化气；茯苓，利水去饮；炙甘草，守中护胃。

一、病机及方药解析（鉴别：五苓散证与茯苓甘草汤证）

仲景常将茯苓甘草汤与五苓散同列，有鉴别诊断之意。而能将两方鉴别清楚，也就能理解茯苓甘草汤证的病机及方药特点。

两者虽然都有太阳表邪内陷，水饮内生的病机，但茯苓甘草汤证仅仅是中焦停饮，饮阻阳郁，故见肢厥、胃胀，水饮久积而下流，可见下利。其并未累及三焦气化，故无口渴、小便不利的表现。换句话言，茯苓甘草汤证的病情较轻，而五苓散证的病情较重。

因以中焦停饮为主，故方中用炙甘草，守中气、引药入中焦，加生姜入中焦，温胃化饮为治。

二、辨证要点

（1）水饮内停中焦见症，但不伴口渴、小便不利等。

（2）心下悸伴有手足凉。

（3）慢性腹泻，属胃肠停饮者。

三、医案举隅

医案：胃胀

刘某，女，68岁。2019年10月5日初诊。（网诊）

问诊：胃胀1月。1月前患者出现饮后胃胀，伴有嗳气、便溏。吃水果后易腹泻。时有心慌。口干不欲饮。容易晕车，坐电梯常头晕欲吐。

望诊：舌红苔白黄腻，体形肥胖，面少华。

腹诊（远程指导患者自查）：阴性。

辨证分析：饮后胃胀，嗳气，便溏，苔腻，不耐瓜果，考虑以中焦停饮、胃阳虚为主。晕车、头晕欲吐，兼有水饮上冲。暂先予茯苓甘草汤原方，温胃化饮。

拟方：茯苓甘草汤。

茯苓10g　　桂枝8g　　炙甘草4g　　生姜3片

3剂，水煎服，日1剂，分2次服。

2019年10月13日二诊：因家务烦琐，断断续续服完3剂，胃胀基本痊愈。但头晕欲呕改善不明显，补述症状：一过性黑蒙，乏力、气短。舌淡红胖大，苔白黄腻。

辨证分析：前方温胃化饮，已见成效。目前头晕欲呕，黑蒙，气短、乏力，考虑病程较长，有脾胃虚弱、水饮上冲，转用苓桂术甘汤，健脾助运，化饮平冲。

拟方：苓桂术甘汤。

茯苓15g　　桂枝10g　　炙甘草6g　　生白术10g

3剂，水煎服，日1剂，分2次服。

结果：1周后随访，得知其服完3剂，头晕欲吐及黑蒙未作，气短好转。后因家务繁忙，未再复诊。

（学生姚睿祺医案）

第四章

小建中汤类方
——肝脾不调，气血亏虚

小建中汤类方，是在桂枝汤基础上进行化裁的一类方剂，本质上仍属于桂芍剂类方。由于小建中汤，具有外和营卫，内调阴阳，肝脾同调，气血双补的功效，因此常作为许多慢性虚劳性疾病治疗的有效方剂，为历代医家所重视。

第一节　桂枝汤证、桂枝新加汤证——外有营卫不和，内有肝脾不调

●《伤寒论》第276条

太阴病，脉浮者，可发汗，宜桂枝汤。

桂枝汤方

桂枝（去皮，三两）芍药（三两）甘草（炙，二两）生姜（切，三两）大枣（擘，十二枚）

上五味，以水七升，煮取三升，去滓，温服一升。须臾啜热稀粥一升，以助药力，温覆取汗。

条文解读

桂枝汤是“太阳中风证”的主治方剂。太阳中风证的病机特点，是阳浮而阴弱，即卫强而营弱。“阴弱者，汗自出”，是指素体肝阴不足，阴虚阳浮，故易于汗出。此“阴弱”，即“营弱”。“阳浮者，热自发”，是指风寒之邪，乘汗出毛孔开放之际，袭于肌腠，被卫气阻于肌腠，肌腠毛细血管网中的卫阳之气，起而抗邪于表，故发热。此“阳浮”，即“卫强”。所以太阳中风证的病机特点，就是营弱卫强，即阴弱阳浮。桂枝汤的主要功效是调和营卫，扶正祛邪。

此处的“营”与“卫”，主要是指外周毛细血管网中的阴血与阳气，有着输布营养、保卫机体、排泄汗液等功效。细而言之，“营”，又称荣血、营阴，出于中焦，源于脾胃运化之水谷精微，行于脉中，环周不休，

主营养五脏六腑、四肢百骸、皮毛腠理。“卫”，又称卫气、卫阳，根源于下焦元阳，滋长于中焦脾胃，宣发于上焦肺，其气剽悍滑疾，功能充皮毛而卫外、温分肉、肥腠理、司开阖。如果营阴亏虚，则毛孔易开，易汗出；风寒袭于皮毛腠理，卫阳起而抗邪，见发热、头身疼痛、脉浮等。此即营弱卫强，营卫不和之证。

（营卫不和的解析，详见于《余秋平讲〈伤寒论〉之太阳病篇》）

一、论营卫不和与肝脾不调的联系

营阴，又称营血，肝藏血，故为肝所主。卫阳，又称卫气，被肺宣布于皮毛肌腠之气，主要来源于脾胃的元气，故为脾胃所主。

如果肝阴不足，则营阴必虚，阴虚而阳亢，故在外易汗出，毛孔常开，外邪易于乘虚入中；在内易肝旺而克伐脾胃，故常见肝脾不调之证，如症见腹部拘急腹痛，喜温喜按，面色黄白少华，偏瘦不喜饮食，体弱易感冒，易于汗出，性急多梦等。

太阴病者，气血化生乏源，故输送于外周之营卫亦少，卫外不固，营虚汗泄，故易感风寒外邪。如见“脉浮”，提示表有邪袭，当属太阴病兼表之证，治当扶中透邪。如属太阴病，脾阳虚寒兼表证者，治宜桂枝人参汤；如属太阴病，兼营卫不和者，治宜桂枝汤，外和营卫，内调肝脾。

二、桂枝汤的方解

桂枝：辛甘温，入厥阴肝经血脉，鼓动毛细血络中的卫阳之气，起而抗邪，故善透散风寒之外邪，恢复卫阳之常态。白芍：酸苦微寒，入厥阴肝经，滋养毛细血络之营阴，柔肝敛汗，故善补营阴之虚，缓营血失养之筋脉拘急，敛营阴虚弱之汗出。桂枝配白芍，一调卫阳，一和营阴。

炙甘草：补守中气，益脾胃之虚。生姜配大枣，暖脾温胃、蒸腾腠理，由胃达肌肉，达皮毛，蒸腾发汗，既助桂枝以发汗透邪，又助白芍滋养营血，还温养脾胃。

方中桂枝合生姜，能温散寒邪而温胃暖脾；白芍配大枣，滋养营血，平肝而护脾胃；炙甘草配生姜、大枣，补益脾胃，防肝旺克脾土，又甘缓肝木之亢急。

故全方实为外调营卫，扶正发表，内调肝脾，养肝和胃之剂。故临床运用颇为广泛，功效卓著，为仲景群方之冠。

●《伤寒论》第62条

发汗后，身疼痛，脉沉迟者，桂枝加芍药生姜各一两人参三两新加汤主之。

桂枝（去皮）三两　芍药四两　甘草（炙）二两　人参三两　大枣（擘）十二枚　生姜四两

上六味，以水一斗二升，煮取三升，去滓，温服一升。

条文解读

“发汗后，身疼痛”，这是发汗后出现的身疼痛，不是发汗之前就有身疼痛。脉沉迟，脉沉为在里，脉迟为阳气不足。发汗后身疼痛，说明是发汗损伤了气血，即损伤了卫气与营血，导致肌腠中毛细血管网里的营卫不平衡，即营卫不和，故血络里的气血营卫运行不畅，导致身体失荣而痛，这与感受外邪导致的营卫不和，发病机制近似而略有不同，故仍用桂枝汤加味治疗，同中有异。

三、鉴别：太阳中风证（桂枝汤证）与桂枝新加汤证

（1）太阳中风证（桂枝汤证），是风寒外邪，入中肌腠，卫气起而抗邪，导致卫阳偏旺，阳浮即卫强，而素体营阴虚弱，属于“卫强营弱”之营卫不和证，故须扶营而发表，以恢复营卫之平衡。

（2）桂枝新加汤证，主要是因为发汗太过，损伤了肌腠里的气血津液，或曰伤了营卫，导致肌腠里的气血津液虚弱，而且不平衡，属于营卫虚而不平衡之营卫不和证，与太阳中风导致的“卫强营弱”之营卫不和证，有所不同。所以，在用桂枝汤调和营卫时，适当加入人参等，以加强补益营卫之力。

桂枝新加汤，是桂枝汤加重芍药、生姜，再加人参而成。因为发汗后营阴丢失，阴血不足，故加重芍药；发汗后阳气受损，故加重生姜，加强温中阳而散寒邪、引药力达表的作用，加人参益元气而生营血。桂枝新加汤和桂枝汤两方证，病位虽在表，但均兼肝脾不调的太阴病体质，两方均能外调营卫，内调肝脾，故常作为太阴病兼表证的代表方。

临床上，因感受外邪，邪郁肌腠四肢，营卫不和，见身疼痛者，治宜桂枝汤。若非外邪所致，只因发汗太过、运动汗出过多、产后气血丢失、痢疾下利脱水等，造成营阴与卫阳丢失过多，即因营卫气血里虚，导致的营卫不和，肢体筋脉失荣而身体疼痛者，则宜选用桂枝新加汤治疗。

四、医案举隅

医案一：感冒、关节痛

刘某，女，69岁。

病史：高血压，糖尿病，颈动脉斑块，骨质疏松。

问诊：近日感冒，痰多质黏，不易咯出，全身怕风怕冷，少汗，关节疼痛，近日腰痛明显，久坐则下肢僵硬，口干，胃胀，反酸，时有嗳气。入睡困难，梦多，眼花干涩，脾气急躁，时常抽筋，腰部及右前臂多处脂肪瘤（“痰核”）。早年坐月子后，左侧头部发麻，常服天麻丸，可缓解。

脉诊：左浮弦劲有力。

右关弦滑有力，尺沉弦有力。

望诊：舌淡红，苔薄，偏润。形体肥胖，面色青惨无华。指甲竖纹多，发白稀疏。

腹诊：小腹松软。

辨证分析：

1. 左脉浮弦，近期外感，怕冷怕风，多处关节疼，为营卫不和，又有产后遗留头麻、时常抽筋等营阴不足的表现，辨为桂枝新加汤证。右尺沉弦，阴证面色，形体肥胖，苔润，小腹松软，兼有少阴阳气不足，加附子。

2. 右关弦滑，反酸，嗳气，为肝胃不和（左金丸证）。

3. 痰多质黏难咯，痰核，胃胀，为痰气郁结（半夏厚朴汤证）。

4. 左脉劲有力，入睡困难，梦多，眼花干涩，脾气急躁，指甲竖纹多，头发白，发稀松，有肝肾亏虚的体质。“夫病痼疾加以卒病，当先治其卒病，后乃治其痼疾也”，当先治其外感新病为主，后以补益肝肾为治。

拟方：半夏厚朴汤、桂枝新加汤加附子合左金丸。

桂枝 9g	白芍 12g	生姜 12g	炙甘草 6g
大枣 15g	党参 9g	法半夏 15g	厚朴 9g
茯苓 12g	生姜 15g	苏叶 6g	黄连 6g
吴茱萸 1g	炮附片 6g		

7 剂，颗粒剂，日 1 剂，分 2 次服。

结果：服药后，患者关节疼痛、全身怕冷、胃胀好转明显，痰量减少，继续治疗高血压、糖尿病等基础病。

医案二：牛皮癣

苏某，女，64 岁。

病史：高血压，高血脂。

问诊：患者四肢牛皮癣多年，皮肤红痒、干燥、脱屑，一诊拟桂枝二越婢一汤合越婢加术附汤加减后牛皮癣红肿减轻，瘙痒面积缩小。血压高时头昏脑涨，刻下：双侧上肢怕风怕冷，酸楚，但头汗出。大便溏稀，口渴。

脉诊：左偏浮弦滑芤。

右偏浮弦滑芤，尺沉弦滑芤。

望诊：舌淡红，胖大，苔薄。面色黄暗，唇干。

腹诊：心下压痛。

辨证分析：

1. 双脉浮弦滑芤，牛皮癣多年，又有双侧上肢怕风怕冷，酸楚，但头汗出，为表证未解，宜调和营卫（桂枝新加汤证）。又患者面色黄暗，为阳虚生寒，加用附子。

2. 右关脉浮滑，心下压痛，为痰热结胸（小陷胸汤证）。

3. 服用越婢加术附汤后患者牛皮癣好转，效不更方，祛除表邪，继续使用。

拟方： 桂枝新加汤合小陷胸汤合越婢加术附汤。

桂枝 6g　　生白芍 9g　　党参 6g　　炙甘草 3g
生姜 9g　　大枣 15g　　黄连 1g　　姜半夏 5g
全瓜蒌 10g　　生石膏 6g　　生麻黄 3g　　苍术 6g
炮附片 15g

7 剂，颗粒剂，日 1 剂，分 2 次服。

结果： 药后牛皮癣明显减轻，手僵、睡眠好转。继续治疗。

医案三：乳腺癌术后手抖

马某，女，47 岁。

病史： 乳腺癌术后，子宫切除，腰椎间盘突出，高尿酸血症，二尖瓣、三尖瓣反流。

问诊： 术后双手发抖，右侧更甚，右腿见风后疼痛，关节疼痛，怕风怕凉，两腿肌肉萎缩。枕头太低则咳嗽有白痰，枕头太高则颈椎不适。口苦，舌麻，头晕，头部活动则眩晕。多食则反酸烧心，大便时黏，小便色黄有泡沫。睡眠不佳。晚上一阵阵发热，伴浑身瘙痒。

脉诊： 右寸沉细弱，关小滑软，尺沉小滑。
左浮弦小弱。

望诊： 舌红，苔黄厚腻、干燥。

腹诊： 腹部触诊阴性。

辨证分析：

1. 左脉浮弦，右腿受风后疼痛，关节痛，怕风怕凉，夜间发热身痒，为营卫不和的表现（桂枝新加汤证）。

2. 左脉小弱、右寸弱，乳腺癌术后，双手发抖，肌肉萎缩，舌麻，头晕，头部活动则眩晕，为气血亏虚、血虚阳浮。

3. 口苦，食多则反酸烧心，大便时黏，为肝胃不和。

4. 拟方桂枝新加汤主以调和营卫，合入当归补血汤加强补益气血之功，佐以陈皮理气开胃，左金丸调和肝胃。

拟方：桂枝新加汤、当归补血汤合左金丸加减。

桂枝 10g	生白芍 15g	党参 10g	生姜 15g
大枣 30g	炙甘草 6g	黄连 3g	吴茱萸 1g
当归 20g	黄芪 30g	陈皮 6g	

7 剂，颗粒剂，日 1 剂，分 2 次服。

结果：头晕好转，手麻、舌麻好转，食欲增进。

医案四：手指关节变形

方某，女，62 岁。

病史：糖尿病、骨关节炎、咽炎、心动过缓。

问诊：双手指第一指间关节变形多年，发冷疼痛、无晨僵，身体疼痛，怕风怕冷，素体乏力。

脉诊：右细弦无力，尺沉弱细。

左寸沉细弱，关沉细弦无力，尺弱。

望诊：舌淡红，有红点，胖大，苔薄，干燥，舌下瘀。面色黄暗，指甲竖纹多。

辨证分析：

1. 两脉弱，面色黄暗，指甲竖纹多，指间关节疼痛怕冷，身痛，怕风怕冷，为营卫不和，气血不足（桂枝新加汤证）。

2. 右尺弱，心动过缓，长期怕冷，舌胖大，为肾阳亏虚，加附子。

拟方：桂枝新加汤加附子。

桂枝 10g　　杭芍 12g　　生姜 12g　　炙甘草 6g
大枣 30g　　人参 10g　　炮附片 30g

7 剂，颗粒剂，日 1 剂，分 2 次服。

医嘱： 吴茱萸 200g，肉桂 50g，上二味打粉，每晚敷脐，以温暖下焦、引火归原。

结果： 服上方配合敷脐法后，怕冷、身痛、关节发凉疼痛基本痊愈，继续调理治疗。

医案五：胃痛

江某，男，53 岁。

问诊： 胃痛半年余。胃部抽痛感，连带左肩胛部针刺样疼痛和腰部疼痛，夜间甚则疼醒。手脚凉，严重时全身冰凉，不伴汗出，平素乏力，腿软，矢气多，血糖高。

脉诊： 左脉细弦浮弱。
右脉细弦弱。

望诊： 舌淡红胖大有齿痕，薄白苔。面色苍黄。

腹诊： 腹部拘急疼痛。

辨证分析：

1. 两脉均细弱，腹部拘急疼痛，面色苍黄，舌胖有齿痕苔薄白，胃部抽痛连及肩胛和腰部，手足冰凉，乏力，考虑为在里有阳气、阴血两亏，在表有营卫不和（桂枝新加汤加附子）；胃痛同时连带肩胛针刺样疼痛，为瘀血之象，加莪术、血竭活血止痛。

2. 左脉弦，矢气多，严重时全身冰冷，考虑兼有阳气内郁（四逆散证）。

拟方： 桂枝新加汤合四逆散加减。

桂枝 10g　　白芍 10g　　炙甘草 6g　　红枣 15g

生姜 15g　　党参 10g　　炮附片 30g　　柴胡 10g

枳实 10g　　血竭 2g　　莪术 10g

7 剂，颗粒剂，日 1 剂，分 2 次服。

结果：服上药后手足冷、身痛症状基本消失，胃疼明显缓解，继续调理治疗。

第二节　桂枝加芍药汤证、桂枝加大黄汤证——肝脾不调，气血失和

一、病机要点

●《伤寒论》第 279 条

本太阳病，医反下之，因尔腹满时痛者，属太阴也，桂枝加芍药汤主之。大实痛者，桂枝加大黄汤主之。

桂枝加芍药汤方

桂枝（去皮）三两　芍药六两　甘草（炙）二两　大枣（擘）十二枚　生姜（切）三两

上五味，以水七升，煮取三升，去滓，温分三服。

桂枝加大黄汤方

桂枝（去皮）三两　大黄二两　芍药六两　生姜（切）三两　甘草（炙）二两　大枣（擘）十二枚

上六味，以水七升，煮取三升，去滓。温服一升，日三服。

条文解读

太阳病误下，易耗伤脾气与肝血。伤脾气，则表邪易内陷入腹，邪郁于腹部，导致腹部气血失和，故有腹胀满；耗肝血，则血虚肝郁，易克脾土，故时有腹痛。

病位在大腹，病症为“腹满时痛”，故“属太阴也”，为太阴病之肝脾不调，气血失和证。因本证为风寒邪气内陷，郁阻大腹，导致腹部气血失和（注：局部气血失和，在表称为营卫失和，在内称为气血失和，其病机相同），故治宜桂枝汤，扶正透邪，外调营卫，内和气血。因病机为肝木乘脾，病位不在表而在大腹，大腹属里属阴，故宜桂枝汤倍加白芍，以养肝阴，平肝逆，此方临床上最适合用于肝阴不足，肝木乘脾的腹痛证治疗。

倘若是太阳病误下后，出现胸满者，其病位在上焦胸部，胸部属阳，白芍属阴，性味酸敛，不利于胸阳布散，故用桂枝汤扶正透邪时，必须去白芍为宜。

（桂枝去芍药汤证的解析详见《余秋平讲〈伤寒论〉之太阳病篇》）

“大实痛者”，即腹部有压痛拒按者，此为误下后，既伤及大腹部的气血，又继发肠道屎浊内停，故复加大黄，以通腑泻实。

●鉴别：小建中汤证与桂枝加芍药汤证、桂枝加大黄汤证

虽然小建中汤证与桂枝加芍药汤证都有腹部拘急疼痛等见症，但桂枝加芍药汤证和桂枝加大黄汤证，都是外感误用下法后，伤及气血，导致肝脾不调，腹部气血失和，并无明显的气血亏虚之证，故可耐大黄、芍药和血攻下，无需加饴糖以补虚。同时，因腹部胀满时痛，加饴糖有甘补壅满之弊。

总结，桂枝加芍药汤证的病机要点是：**太阴病，有肝脾不调，气血失和之证**；桂枝加大黄汤证的病机要点是：**太阴病，肝脾不调，气血失**

和，兼腑浊内停之证。

●《伤寒论》第280条

太阴为病，脉弱，其人续自便利，设当行大黄、芍药者，宜减之。以其人胃气弱，易动故也。

条文解读

279条讲的是患者素无太阴病的体质，只因太阳病误下后，伤了太阴脾气与肝血，导致腹满时痛。本条则强调患者素有太阴病的体质，由于脾胃本虚弱，故常有右关脉弱，容易腹泻，脘腹喜温喜按、恶食寒凉等症，极不耐苦寒攻下药。

如果有腹部大实痛拒按者，确须使用大黄、芍药等寒性泻下药时，则必须减量使用。以其人脾胃气弱，本易腹泻故也。“易动”，就是指平时易有肠鸣、大便稀溏的特点。临床上，平时吃寒凉之物后易肠鸣、腹泻者，确实多为脾胃虚寒的太阴体质。

二、辨证要点

1. 肝阴不足：时腹隐痛，多为阵发性、痉挛性疼痛。腹诊，为腹部肌肉拘急、发紧、发硬（即应用白芍的腹征）。

2. 脾胃偏于虚寒：平时腹满喜温喜按，腹部每受凉吹风，或吃凉性饮食后，易出现腹满腹痛等表现。但是，患者平时并无纳呆胃胀、恶心呕吐、大便溏稀、舌苔厚腻等脾运不及、湿邪不化的表现。

3. 总之，以腹胀时痛，腹肌发紧、发硬、痉挛，腹部喜按等为主要病症特点者，临床用桂枝加芍药汤加减治疗，都会有很好的效果。

4. 如果兼有腹部拒按，压痛明显者，属“大实痛”，兼有实邪内停，则适合用桂枝加大黄汤治疗。由于临床上的慢性腹痛拒按者，多有脾胃阳气不足的特点，所以我习用酒大黄 6 ～ 9g，以减其苦寒之性。

三、医案举隅

医案一：慢性阑尾炎

侯某，男，17 岁。2016 年 3 月 25 日初诊。

问诊： 近 1 年阑尾炎发作 3 次，未行手术治疗，现已休学一年，欲专门调养身体。刻下：时有腹痛，汗出多，怕热，不怕风，易感冒，感冒时咳嗽居多，口干不明显，纳眠可，小便频，大便成形，日数行。

脉诊： 右脉浮弦滑芤数，寸沉细弱。

左脉浮滑芤软。

望诊： 面色黄暗。舌偏红，苔薄黄。

查体： 腹肌拘急，两胁轻叩痛，麦氏点无压痛及反跳痛。

辨证分析：

1. 右脉芤，面色黄暗，前额甚，阑尾炎反复发作，素有太阴虚寒体质。左脉芤软，腹肌拘急，时有腹痛，为肝阴不足，肝木乘脾；汗出多，易感冒，兼有营卫不和（桂枝加芍药汤证）。

2. 左脉浮滑，舌偏红苔薄黄，两胁轻叩痛，感冒时咳嗽，兼有少阳郁火（小柴胡汤证）。

3. 右脉浮滑，阑尾炎，怕热，兼有实邪内停，加大黄、红藤。

拟方： 小柴胡汤合桂枝加大黄汤加减。

柴胡 15g　　酒黄芩 10g　　党参 10g　　炙甘草 10g

红枣 15g　　姜半夏 15g　　桂枝 10g　　白芍 20g
酒大黄 3g　　红藤 30g　　血竭粉 2g　　生姜 15g

7 剂，颗粒剂，日 1 剂，分 2 次服。

结果：服药后患者腹痛大减，病情稳定，后续以薏苡附子败酱散加减调理。

医案二：腹痛

王某，男，32 岁。腹部时痛，起因不明，余无不适。两关脉弦缓，舌淡红，苔薄白，左下腹拘急压痛。

辨证：肝脾不和。

拟方：桂枝加大黄汤。

桂枝 10g　　白芍 20g　　生姜 10g　　大枣 30g
炙甘草 6g　　大黄 6g

5 剂，颗粒剂，日 1 剂，分 2 次服。

结果：1 剂病去，继续服完药，病症痊愈，且服药后脾气变得更温和，不易发怒，面色比之前红润。

医案三：胃胀

许某，女，62 岁。2016 年 3 月 22 日就诊。

问诊：胃胀，畏食生冷，反酸，胁胀痛，失眠，多梦，心悸，时有右侧头顶痛，目干涩，耳内堵闷，颈项僵痛，喉中似有痰，痰量不多，无口干，心烦，腰酸，小便可，无泡沫，大便 1 ～ 3 次 / 日。既往糖尿病多年。

脉诊：左脉寸细滑偏弱，关弦滑小有力，尺沉细弦。
右脉寸滑有力，关沉弦滑有力。

望诊：舌淡红、胖大、嫩、偏暗，苔薄黄，舌下瘀。

腹诊：心下按之痛，脐周压痛。

辨证分析：

1. 左关脉弦滑有力，右侧头痛，目涩，耳内堵闷，失眠，胁肋胀痛，为肝郁化火（四逆散证）。

2. 右关滑有力，心下压痛，心烦，有痰不多，为痰热结胸（小陷胸汤证）。

3. 右关弦，胃胀，畏食生冷，脐周压痛，为太阴虚寒，肝木乘脾（桂枝加芍药汤证）。

拟方：四逆散、小陷胸汤合桂枝加芍药汤加减。

柴胡 10g	枳实 10g	白芍 20g	炙甘草 6g
黄连 3g	全瓜蒌 30g	姜半夏 15g	桂枝 10g
生姜 10g	大枣 10g	葛根 30g	

7 剂，颗粒剂，日 1 剂，分 2 次服。

结果：服药 7 剂，胃胀基本消失，失眠、心悸明显好转，继续调理治疗。

医案四：腹胀、腹痛

孙某，女，3 岁。2006 年 4 月就诊。

病史：患者 1 年前患急性胃肠炎而腹泻，用“易蒙停”等药物止泻后，出现长期腹胀、腹痛，便秘，纳差，曾用通便药、保和丸等多方治疗不效。

脉诊：左关弦芤。

右关弦滑。

望诊：面色苍黄，舌淡红，苔厚腻而黄。

腹诊：腹部压痛。

辨证分析：此为急性胃肠炎，早用收涩止泻药，闭门留邪，久则太阴阳气不足，肝木乘脾，故见长期反复腹胀、腹痛之症。治宜扶正祛邪，通腑泻浊，两调肝脾。

拟方：桂枝加大黄汤。

桂枝 6g　　白芍 12g　　生姜 6g　　大枣 12g

炙甘草 3g　　大黄 3g　　炒莱菔子 20g

3 剂，颗粒剂，日 1 剂，分 2 次服。

结果：服药 1 剂，腹胀痛大减，3 剂即愈，随访 1 月未复发。

医案五：结肠癌术后

朱某，男，59 岁。2016 年 3 月 24 日初诊。

病史：结肠癌术后 3 年，先后出现肺、肝、腹腔大网膜、脑等部位转移。每次查出转移均行手术或伽玛刀切除。三年来，一直坚持进行放化疗治疗（仅发现盆腔转移后就做放疗 25 次）。

问诊：胃口不佳，喜食酸辣，耐凉食，自觉咽部有痰难咯出，无咽痒，1 周前晨起涕中带血丝（西医解释可能与靶向药有关），刻下：胃纳不佳，腹痛时作。晨起流清涕，无血丝，性急，乏力，口干欲饮，饮多尿多，小便无力，排气多，大便可，夜卧 2 ～ 4 点钟易醒，无明显汗出。自觉手足冷。

脉诊：左脉关带浮弦，重取弦细弱，尺带弦。

右脉关尺弦细带滑芤。

望诊：面色暗黄，两颧暗红。舌淡暗嫩红，苔薄白。

腹诊：脐周、脐上、左下腹压痛，左胁下按之酸，脐上拘急，右胁叩痛不适，脐上触诊有硬结。手足触诊温热。

辨证分析：

1. 长期病程，迭经化疗，右关尺弦细芤，面色暗黄，消瘦，小便无力，饮多尿多，提示为阴证虚寒体质。脐上拘急、脐周压痛、脐上硬结，辨为太阴虚寒，肝木乘脾（桂枝加大黄汤证加附子）。

2. 肿瘤，腹诊多处压痛，虽有血分瘕结，但刻下以阴证为主，还有肝血亏虚，重在调整体质，不用抵挡汤、三棱、莪术等破血，宜养血活血化瘀（当归芍药散证）。

3. 左关脉浮弦，沉取细弱，右胁叩痛，自觉手足凉，扪之温热，性急，肿瘤多处转移，提示为血虚肝郁阳浮；右关脉弦滑，不欲饮食，咽部有痰，提示木郁克土，脾虚不运，痰湿内生（归芍六君子汤证）。

拟方：归芍六君子汤、当归芍药散、桂枝加大黄汤加附子。

当归 10g	白芍 20g	厚朴 10g	姜半夏 10g
人参 10g	川芎 10g	茯苓 10g	炙甘草 6g
桂枝 10g	生姜 15g	大枣 15g	酒大黄 6g
制附片 30g	泽泻 10g	苏叶 6g	苍术 10g

7 剂，颗粒剂，日 1 剂，分 2 次服。

2016 年 3 月 24 日二诊：服上方，已无晨起流鼻血，清涕减少。谨守病机，效不更方，续服 7 剂。

结果：服上方后，纳差、腹痛减轻，小便较前有力，睡眠改善。后续以桂枝加附子汤合下瘀血汤、当归补血汤等加减治疗一段时间，症状明显缓解。患者去美国接受治疗，便停服中药，后因肺部感染、呼吸衰竭，抢救无效去世。

医案六：皮疹

薛某，女，8 岁。2018 年 1 月 15 日就诊。

问诊：肘窝、腘窝处湿疹，干燥脱屑，现稍好转，夜间痒明显。全身皮肤较干燥，眼周红痒。喜辛辣，怕热，唇干偏红。小便频较少，大便黏，量多，矢气臭。既往喜凉食。初诊辨证为里有痰热互结，外有营卫不和，服桂枝二越婢一汤合小陷胸汤方后，皮癣好转，瘙痒减轻。后因参加花样滑冰比赛化妆，出现面颊、眼睑过敏起皮，红、痒。双胳膊内侧湿疹，瘙痒，夜间痒甚。大便较粗大，小便可，眠可。纳可，不易感冒。

脉诊：左脉细弦软弱缓。

右脉浮细弦软弱，尺弱。

望诊：舌淡嫩红，苔稍白腻，咽后壁有滤泡。

腹诊：心下初压痛，久压不痛，右胁叩痛。

辨证分析：

1. 两脉软弱，急性起病，肘窝、腘窝等处皮疹，红痒，为邪留皮肤，营卫不和，考虑以桂枝剂打底。反复发作，皮肤干燥，夜间痒甚，反复发作，考虑日久肝血不足，倍白芍以养血（桂枝加芍药汤证）。

2. 左脉弦细，右胁叩痛，咽后壁有滤泡，眼周红痒，喜辛辣，大便较粗大，兼有少阳郁热（小柴胡汤证）。

拟方：小柴胡汤合桂枝加芍药汤。

桂枝 6g　白芍 12g　生姜 6g　大枣 15g

炙甘草 3g　柴胡 10g　黄芩 6g　党参 10g

姜半夏 6g

7 剂，颗粒剂，日 1 剂，分 2 次服。

结果：服上方后，手肘、腘窝皮肤恢复正常，不痒，睡眠好转，面部皮肤好转明显，仍有少量皮屑，两颧皮肤红白不均，渴欲饮水，二便可，平时怕热。追溯病史：患者三岁上幼儿园接触一些小动物后出现肘部湿疹，年逾五年至今不愈。

脉诊：左脉浮小弦滑软。

右脉浮小滑软。

望诊：舌尖红，苔中间厚腻，咽后壁有滤泡。

辨证分析：前方既效，切合病机。患儿右脉滑，口渴多饮，平日怕热，兼有阳明气分热，前方加石膏清透阳明，含桂二越一汤之意。

拟方：小柴胡汤、桂枝加芍药汤，加石膏。

桂枝 5g	白芍 10g	生姜 5g	大枣 15g
炙甘草 3g	柴胡 12g	黄芩 5g	党参 5g
姜半夏 8g	生石膏 15g		

7 剂，颗粒剂，日 1 剂，分 2 次服。

结果：服药后皮疹基本痊愈，继续以前方加减善后。

第三节　小建中汤证——气血亏虚，肝脾不调

一、病机要点

●《金匮要略·虚劳血痹病脉证并治》

虚劳里急，悸，衄，腹中痛，梦失精，四肢酸疼，手足烦热，咽干口燥，小建中汤主之。

小建中汤方

桂枝（去皮）三两　甘草（炙）三两　大枣（擘）十二枚　芍药六两生姜（切）三两　胶饴一升

上六味，以水七升，煮取三升，去渣，内胶饴，更上微火消解，温服一升，日三服。呕家不可用建中汤，以甜故也。

条文解读

“虚劳”，是指具有多脏气血阴阳亏虚的一类疾病。虚劳患者，常见有面色萎黄或苍白、消瘦贫血、疲倦乏力、舌淡、脉虚等虚损性病症。

小建中汤证的主症，是“虚劳”伴“里急”。“里急”，即体里有拘急之处，多由肝脏阴血亏虚，筋脉失养所致，主要表现为腹部拘急，或腹部痉挛作痛，腹诊时可触及腹直肌拘急发硬或痉挛，还包括了胁肋处的拘急抽痛、肩胛处筋脉拘急、胸部发紧、膈肌痉挛、小腿肌肉抽筋等症。

肝阴亏虚，则虚热内生，故可见“衄血”（包括皮下出血、牙龈出血、鼻出血等）、“手足烦热”“咽干口燥”“梦失精”等虚热见症；阴虚肝旺，肝木乘脾，必致脾阳不振，故可见“腹中痛”；气血亏虚，不能充养四肢，四肢之营卫不和，故可见“四肢酸痛”；肝旺克脾，脾运不及，气血化生不足，心失所养，故可见“心悸”等气血不足见症。

总之，小建中汤证的病机要点是：**肝阴亏虚，肝旺乘脾，脾阳不振，久而不复，必致全身气血亏虚，五脏阴阳失和，外周营卫不调，终致虚劳之病**。故须用小建中汤，调肝脾、建中气、生气血，治虚劳。

需要补充说明的是，小建中汤温振脾阳之效，是通过养肝阴，平肝逆，调肝助脾，以恢复脾阳的功能，并不是像理中汤那样，直接温补脾阳，来恢复脾阳的运化功能。所以严格意义上来说，小建中汤是调肝助脾，化生气血的代表方，而非温补脾胃的代表方。

●《金匮要略·黄疸病脉证并治》

男子黄，小便自利，当与虚劳小建中汤。

条文解读

本条中，仲景以“男子”开头，提示有房事纵欲史。“男子黄”，实指贫血虚劳发黄症。由于纵欲过度，耗伤精气，久而虚劳贫血，五脏亏虚不复，发为黄疸。治宜首选小建中汤，调肝脾、建中气、生气血，进而灌溉五脏六腑、四肢百骸，从而解决黄疸病，此即“上下交损，当治其中”。

●《金匮要略·妇人杂病脉证并治》

妇人腹中痛，小建中汤主之。

条文解读

女子以肝为先天。妇人的经、带、胎、产，无不依赖肝血充养，临床上也发现肝阴肝血不足的体质，常为妇人病的发病基础。

“腹中痛”，提示有肝血不足，肝木乘脾的病机。如果久病不复，气血亏虚，复见贫血消瘦、面黄少华、乏力等气血亏虚之症，则治宜小建中汤，养肝血、平肝逆，助脾运、建中气、生气血。

●《伤寒论》第100条

伤寒，阳脉涩，阴脉弦，法当腹中急痛，先与小建中汤，不差者，小柴胡汤主之。

条文解读

外感病中，也可见到小建中汤证。外感病中，如果出现左脉关弦，常提示邪入少阳经，有胆火内郁；如果见右脉关涩弱，常提示有太阴脾虚证。邪郁少阳，胆木旺，也必克脾土，故易有腹中痛一症。此证之治，本宜小柴胡汤去黄芩加白芍治疗。但因“阳脉涩”（实指右关脉涩弱）、“腹中急痛”，表明太阴脾虚寒较重，先用小柴胡汤加减，仍恐伤败脾阳，有转成少阴病之虞。故先与小建中汤，温补脾胃、养血平肝，调肝运脾。

若经小建中汤治疗后，其人右脉不再涩弱，反见缓滑之象，说明脾胃虚寒之证，已大见好转。如果仍有腹中急痛与左脉关弦者，此腹痛只是少阳胆火乘克脾土之故，只需予小柴胡汤，疏泄少阳郁火，则胆木不克脾土，腹痛必自除。

（解析详见《余秋平讲〈伤寒论〉之少阳病篇》）

●《伤寒论》第102条

伤寒二三日，心中悸而烦者，小建中汤主之。

条文解读

外感寒邪，二三日就出现心悸、心烦，这是因为其人素有气血亏虚，寒邪伤表后，机体气血会趋表，欲驱邪外出，此时在里之气血相对不足，心失所养，故而出现“心中悸”。心烦，是正邪斗争的一种表现形式。针对心脏气血两虚，兼外感寒邪之证，必须扶正祛邪，兼补气血，治宜小建中汤。

如属心阴亏虚，外感寒邪后，不仅有心烦心悸，还有脉结代、心动悸等，则治宜炙甘草汤。

●小结

小建中汤证的病机要点是：**肝脾不调，气血亏虚**。轻者，既有脾胃虚寒，又有肝阴虚血少之证；重者，则多见虚劳贫血，五脏气血俱虚之证。临床上，常常既有肝木乘脾、肝脾不调的腹中急痛等内症，又有营卫不和、风寒为患的四肢酸痛等外症。

二、方药解析

小建中汤，是由桂枝汤倍芍药，加饴糖而成。

小建中汤，倍用芍药，偏走入里，合炙甘草，加强滋肝阴，养肝血，柔肝平肝的作用，以缓解里急腹痛。白芍合桂枝，外可走肌腠之营卫，内可入脏腑之气血，以调和阴阳（“阴阳”：在肌腠之外，称为营卫；在脏腑之里，称为气血，总称为阴阳）。

饴糖，即麦芽糖，用麦芽熬制而成。饴糖，味甘质黏，大滋营阴；又为麦芽所制，必具麦芽春升之气，有升发疏利肝胆之用；味甘醇厚，大益脾胃。

全方合而养肝平肝、温脾健胃，以生气血、调营卫、散风寒，为建立中气、调和阴阳、治疗虚劳贫血的经典名方，临床上广泛用于各科病症的治疗。

三、辨证要点

1. 脾胃虚寒：腹痛时作，喜温喜按，面黄少华，纳少，右关脉弦弱，舌淡红，边有齿痕等。

2. 肝阴虚内热：里急（腹肌拘急，胁肋拘急时痛，肩胛拘紧，胸部憋闷发紧，手足抽筋等），手足烦热，咽干口燥，视物模糊，月经量少，鼻衄，习惯性便秘，左关弦细，舌苔薄净等。

3. 肝木乘脾：阵发性、痉挛性腹部时痛，腹诊见腹肌拘急、发紧、发硬等。

4. 气血亏虚：久病不愈，虚劳贫血，面黄少华，形体消瘦，疲劳乏力，自汗盗汗，头晕心悸，心烦失眠等。

5. 营卫不和、外邪未解：汗出，恶风，身体疼痛，受寒或进食寒性食物，易脘腹疼痛，或腹痛加重，脉兼浮象等。

四、肝脾不调的常见方证鉴别（表7）

1. 小建中汤类方：病机上，内有虚劳、五脏气血俱虚之证，外有营卫不和，寒邪不解之证。病症上，整体常有贫血之貌、面黄少华、形体消瘦、甚则干瘦如柴等虚劳外观，局部常以腹痛里急为主要表现，或伴汗出、恶风、身痛、腹痛因受凉或食冷加重等病症。治疗上，重用白芍配大枣，养血柔肝；饴糖配炙甘草，补中缓急；桂枝配生姜，温振脾胃之阳，辛温散寒。全方合而内调阴阳、建立中气、化生气血、外和营卫。

2. 苓桂剂：病机上，多因心脾阳虚，水饮内生，再兼风寒内陷肝经，肝寒而郁，克伐脾土，终致肝寒夹水饮上冲之证，并不兼有肝阴虚血亏。病症上，常有心下逆满、胸闷气短、咳喘痰饮、心悸心慌、头昏目眩、肢体瞤动、舌苔水滑、脉沉弦等表现。治疗上，主用桂枝，温阳开郁、化饮平冲，配用茯苓，导饮外出，共奏平冲化饮之效。

3. 当归芍药散、逍遥散、痛泻要方等：病机上，多属内伤肝血不足，肝郁而乘脾，脾滞生湿之证。病症上，常有颈肩腰背酸痛沉重，大便溏黏，小便不利，白带增多，阴囊潮湿，形体肥胖，舌苔黏腻，右脉沉或弦等肝脾不调、血虚湿聚的表现。治疗上，常主以当归、白芍，以养血柔肝，防止肝旺乘脾，佐以茯苓、白术等，以健脾祛湿，共奏养血平肝，健脾利湿之效。

4. 归芍六君子汤、归脾汤等：病机上，既有肝血虚失养，肝旺克脾，又有脾气亏虚之证。病症上，在肝血亏虚见症之外常伴有神疲乏力、气短头晕、食欲不振、多食腹胀、大便溏软、右脉寸关虚软等脾气亏虚见症。治疗上，养血平肝、益气健脾并用，常须加入人参、黄芪等补益脾胃元气。

表 7 肝脾不调的常见方证鉴别

方证	小建中汤	苓桂剂	当归芍药散、逍遥散、痛泻要方	归芍六君子汤、归脾汤
病机	气血亏虚 肝脾不调 营卫不和	心脾阳虚 肝寒而郁 夹饮上逆	肝血不足 肝木乘脾 脾滞生湿	肝血不足 脾气亏虚
表现	贫血貌、面黄少华、形体消瘦、腹痛里急、腹痛因受凉或食冷加重、汗出恶风、身痛	心下逆满、胸闷气短、咳喘痰饮、心悸心慌、头昏目眩、肢体瞤动、舌苔水滑、脉沉弦	兼有颈肩腰背酸痛沉重，大便溏黏，白带增多，形体肥胖，舌苔黏腻	兼有神疲乏力、气短头晕、食欲不振、多食腹胀、大便溏软、右脉虚软
治法	养血柔肝 建中缓急 调和营卫	温肝健脾 平冲降逆 蠲除水饮	养血柔肝 健脾祛湿	养血柔肝 益气健脾
方药	①白芍、大枣，养血柔肝；②饴糖、炙甘草，补中缓急；③桂枝、生姜，暖胃散寒	①桂枝，温阳开郁、化饮平冲；②茯苓，淡渗利湿，导饮外出	①当归、白芍，养血柔肝，防止肝旺乘脾；②茯苓、白术，健脾祛湿	①当归、白芍，养血柔肝；②人参、黄芪，补中益气

五、鉴别：小建中汤证与理中汤证（表8）

小建中汤证和理中汤证，虽均有脾胃虚寒之证，但两者的区别很大，鉴别如下。

1. 小建中汤证，病机特点既有脾胃虚寒，又有肝阴不足、气血亏虚。因为有肝阴血亏虚，所以常有贫血、腹肌拘急，时而阵发性痉挛腹痛、手脚心热、唇口干燥、心悸心烦、失眠多梦、月经量少、性急易怒、大便多便秘或偏干结、舌体瘦薄苔净、左关脉弦细或弦芤等表现。因为有脾胃虚寒之证，故常有面黄少华，腹部隐痛，喜温喜暖，右关脉弦弱等表现。但这种脾胃虚寒证，并非由脾胃阳虚所致，而是因为肝阴本虚，风寒入陷，导致肝郁克脾，脾阳被抑所致，所以患者多无纳呆、呕恶、大便稀溏、舌苔厚腻、白带多、身体肿重等脾胃纳运功能异常的见症。

2. 理中汤证，病机特点既有脾胃阳虚，又有寒湿不化。因病为脾胃阳虚，故有脾胃纳化不及、寒湿内生之证。临床上易见腹胀，腹痛，腹泻，大便多稀溏，腹部怕凉，喜温喜按，舌体多胖大，舌质淡红，舌苔多厚腻，身体沉重或浮肿等脾胃功能异常见症。故治疗不宜用温而补之小建中汤，而宜温而燥之理中汤。因为小建中汤中有白芍、饴糖、大枣等滋阴助湿药，故不宜用于寒湿内停之证。而理中汤，既能健脾温阳，又能散寒化湿，故最宜用于脾胃阳虚，兼寒湿不化者。

3. 总结，**小建中汤证的病机特点是：肝阴血亏虚，肝旺而乘脾，脾阳被抑，证偏虚寒。理中汤证的病机要点是：脾胃阳虚，寒湿不化。**

表8　小建中汤证与理中汤证的鉴别

方证	小建中汤证	理中汤证
病机	肝脾不调 气血亏虚	脾胃阳虚 寒湿不化
病位	肝、脾	脾、胃
表现	兼贫血、腹肌拘急，阵发性痉挛腹痛、手脚心热、舌体瘦薄苔净、左关脉弦细或弦芤等肝阴血不足见症	兼腹胀，腹泻，腹部怕凉，喜温喜按，舌体多胖大，舌苔多厚腻，身体沉重等脾运不及，寒湿不化见症
治法	养血柔肝 补中缓急 调和营卫	温振脾阳 祛除寒湿
方药	①白芍、大枣，养血柔肝；②饴糖、炙甘草，补中缓急；③桂枝、生姜，暖胃散寒	①干姜，温振脾阳；②人参、白术，健脾祛湿、益气助运；③炙甘草，守中固本

六、临证心得

1. 慢性虚损性疾病：可见于各科病症。因病程较长、久病不愈或迭经误治等，常有五脏阴阳气血亏虚之证，即有虚劳之体质。如辨证属肝脾失调、中气虚寒者，最适合用小建中汤调和肝脾、温建中气，以化气血。

2. 脾胃虚寒性疾病：常见有脘腹怕冷疼痛、喜温喜按等表现，如兼有里急、手足烦热、咽干口燥、便秘、舌苔薄净等肝阴虚内热见症，并且常因受凉致腹痛加重或发作者，小建中汤为不二之选，两调肝脾、温建中气，兼调和营卫。

3. 心脏病：如病毒性心肌炎、冠心病、心衰、心肌病等，常有气血亏虚，受寒后发病或加重的特点，宜遵“损其心者，调其营卫”之旨，常宜用小建中汤，补益气血，调和营卫，扶正解表为治。

七、论心肌炎的治疗

近代中医论治心肌炎，多从温病立论，选方或从银翘散加生脉饮出入，或从清营汤出入。这是很有问题的。我认为此病的论治，需要根据患者体质的阴阳偏胜，结合所见的脉症，具体分析。

如果素体心肾阳气不足，或心脏气血不足者，起因是感受外感风寒之邪而发病，临床见有心慌、气短、胸闷乏力、怕冷恶寒等表现者，应该从伤寒六经辨证治疗，代表方如小建中汤、桂枝去芍药加附子汤，甚至是真武汤、四逆汤等；如果素体心肾阴虚，肝肾阴虚，属阳热之体，起病因吸受温病之邪或者伏气温病者，则应按照温病之卫气营血辨证施治。

《难经》讲“损其心者，调其营卫”。小建中汤就是外调营卫，内补气血之方。方中有桂枝、生姜，温心阳，辛温发汗，散风寒外邪，大枣、白芍，补益心血，炙甘草守中护胃，全方内调阴阳，温建中气，化生气血，外散风寒，所以特别适合素体气血不足，复外感伤寒而起病者，也适合心脏病因外感风寒复发者。只要具有外有风寒表证，内有心气心血不足者，均可以用此方加减治疗。

八、医案举隅

医案一：浅表性胃炎

田某，女，43岁。2019年7月8日就诊。

病史：2016年出现食后呕吐带血，协和医院检查示胃贲门撕裂，浅表性胃炎。慢性咽炎，乳腺炎病史。2018年曾有一段时间艾灸史。

问诊：胃部不适10余年，食后则吐。自2016年始，食后则呈喷射状呕吐，平时工作压力大，此次因家务繁杂而发作，每食则吐，呕吐时有胃痉挛。压力大时有反酸、烧心。胃脘喜温喜按，饥饿、受凉后胃痛。常打嗝，近日纳食尚可。大便日2～3天一次，更换环境则4～5天一次。自觉下腹、臀部、后腰、膝盖凉。讲话多则咽痛，易疲累。月经周期正常，量偏少，无痛经。

脉诊：左脉细弦芤软。

右脉关浮弦滑重按无力。

望诊：舌淡红，苔薄白。两侧咽峡、咽后壁稍红。形瘦。面色黄暗。

腹诊：心下压痛，腹部拘急。

辨证分析：

1. 右脉重按无力，胃脘喜温喜按，饥饿、受凉后胃痛，为脾胃虚寒。

2. 左脉细芤软，心下压痛，腹部拘急，咽峡、咽后壁稍红，形瘦，吐血，胃痉挛，便秘，多言后咽痛，月经量少，为肝血不足、肝木乘脾。据1、2两点，辨为小建中汤证。

3. 左脉弦，两侧咽后壁、咽峡稍红，家务繁杂后起病，压力大时反酸烧心，打嗝，为肝气郁滞、肝胃不和（苏叶黄连汤证）。

拟方：小建中汤合苏叶黄连汤。

桂枝10g	生白芍20g	炙甘草6g	生姜10g
大枣30g	苏叶6g	黄连3g	麦芽糖30g

7剂，颗粒剂，日1剂，分2次服。

嘱：张仲景云："微数之脉，慎不可灸，因火为邪，则为烦逆，追虚逐实，血散脉中，火气虽微，内攻有力，焦骨伤筋，血难复也。"艾灸伏火持续耗伤阴血，须忌艾灸。

结果：服药后自述诸症好转，呕吐大减，继续服小建中汤加减14剂而愈，随访未复发。

医案二：过敏性鼻炎、便秘

马某，女，13岁。2019年7月1日就诊。

病史：3岁时患过敏性鼻炎，并引起耳朵眼睛发炎，鼻甲肥大，流黄脓鼻涕，鼻塞、打呼噜，时有呼吸不畅，憋闷气短，不得不大口呼吸，使用激素喷雾药后缓解。

问诊：鼻塞，气短，久蹲站起眼冒金星，便秘，从2岁开始便秘，大便结成豆粒状，有时大便时出血带白色黏液，有时使用开塞露也排不出，去年曾食用“八珍米”，便秘好转两月余，继而无效。排便困难，平素喜肉不喜蔬菜，多食牛排、炸鸡、红烧肉等，口臭。儿时经常感冒，症状为咽痛，流涕，食欲下降，恶心呕吐，咳嗽，发烧不多，小学二三年级后开始好转。眠可，学习压力大。

脉诊：左脉弦滑芤。

右脉小弦滑软。

望诊：舌淡红，苔薄白腻、润。

辨证分析：

1. 左脉芤，右脉小软，舌淡红，苔薄润，过敏性鼻炎，长期便秘，挑食，鼻塞，打呼噜，呼吸不畅，憋闷气短，为肝血亏虚，脾胃虚寒，肝脾不调，营卫不和（小建中汤证）。

2. 同时详问病史，儿时感冒时有咽痛，流涕，食欲下降，恶心呕吐，咳嗽，鼻炎多年，刻下流黄脓涕，提示遗留外感少阳邪热。左脉弦滑，学习压力大，兼有内伤肝气郁滞。因目前并无发热、咳嗽、淋巴结肿大、扁桃体肿大等明显少阳郁火的依据，且内伤血虚突出，故先用四逆散养血疏肝，兼透邪热为治。

拟方：小建中汤合四逆散。

桂枝 9g	生白芍 18g	生姜 15g	大枣 30g
炙甘草 6g	枳实 6g	柴胡 6g	麦芽糖 30g

14 剂，颗粒剂，日 1 剂，分 2 次服。

结果：2019 年 8 月 24 日复诊言上次方效果好，大便变通畅，甚臭，颗粒状，但近日大便不畅，脚抽筋（用钙片后好转），入睡困难，蹲久站起则头晕，小便不黄，偶有口臭，故仍守前方调理而善后。

医案三：心慌

李某，男，12 岁。2019 年 5 月 26 日初诊。

问诊：严重心慌数年，心脏似要跳到嗓子眼，时需人搀扶才可下楼。我怀疑有病毒性心肌炎（建议其到武汉协和医院或者安贞医院检查）。胃口不好，常有呕吐，呕吐物多为食糜。大便粗大，腹胀。容易骨折，髋关节和肩关节容易脱臼，服六味地黄丸有好转。平素易感冒，感冒后容易呕吐。既往有上呼吸道感染史、腮腺炎病史。

脉诊：左脉浮弦滑有力带芤。

右关弦长。

望诊：舌淡红，苔薄白、根略腻，扁桃体红肿。

腹诊：心下叩痛、压痛，右胁叩痛。

辨证分析：

1. 左脉浮弦滑有力，扁桃体红肿，右胁叩痛，既往上呼吸道感染史、腮腺炎史（少阳经循行过腮腺），平素易呕吐食糜，便粗大等，为外感后遗留少阳郁火未去。

2. 左脉芤，易骨折、易脱臼，服六味地黄丸好转，为少阳郁火内耗阴血，血虚失养所致。

3. 右关弦，多主脾胃虚寒；弦中带长，还有木克土，少阳郁火乘脾犯胃。故有平素纳差，腹胀，心下叩压痛等。

4. 故心慌严重，一方面是体质因素：脾胃虚寒，化生乏源，心脏气血亏虚；另一方面也是邪气因素：外邪乘虚内陷，凌犯心主。

5. 外邪内陷少阳未去，少阳郁火犯胃，有小柴胡汤证；"伤寒一二日，心中悸而烦，小建中汤主之"，予小建中汤补益脾胃，化生营卫气血，兼散外邪。心慌严重，加龙、牡以潜阳；久病恐有血分瘀堵，稍加丹参以化瘀。久病，易感冒，必有气虚，加党参扶正。

拟方：小柴胡汤合小建中汤加丹参、党参、龙骨、牡蛎。

柴胡 12g　　黄芩 6g　　姜半夏 10g　　生姜 6g

炙甘草 3g　　芍药 18g　　生龙骨 10g　　生牡蛎 10g

丹参 10g　　桂枝 6g　　麦芽糖 15g（自备）　　党参 10g

14 剂，颗粒剂，温水冲服，日 1 剂，分二服。

结果：服 4 剂后，其母亲前来告知有显效。心慌未再发作，胃纳大增，呕吐未作。嘱其服完剩下数剂，以巩固疗效。

按语：患者一方面有外感遗留少阳郁火未去，乘脾犯胃，辨为小柴胡汤证；另一方面脾胃虚寒，生化乏源，心失所养，辨为小建中汤证。因患者无明显腹痛，右脉涩弱等脾胃阳气大虚的情况，故可用小柴胡汤合小建中汤治疗。若脾胃阳气虚衰明显，轻则用小柴胡汤去黄芩合小建中汤；重则直接先用小建中汤补益脾胃气血。待脾胃虚寒明显好转后，再行治疗少阳郁火。

权依经医案：胁痛

杨某某，男，32 岁，东北人，西北铝加工厂工人。1975 年 4 月 6 日初诊。

患者左胁疼痛半年余。疼痛为阵发性，每日发作数次，无明显诱因，也不向其他部位放射。于间歇期间，无不适之感，而疼痛发作时则剧痛难忍。西医曾作肝胆系统检查，无阳性发现。舌淡红苔薄白，脉细无力。辨证为荣虚作痛。

方用本方治疗：桂枝9克，炙草6克，白芍18克，生姜9克，大枣4枚，饴糖24克（烊化）。水煎分二次服。三剂。

患者服上药三剂后，疼痛缓解，脉转为有力。停药观察数日，再未发作。数月后随访，其病再未复发。

体会：祖国医学认为，两胁属肝之部位。两胁痛应责之于肝，但有肝实肝虚之分。此患者脉细无力，属虚证。而中焦为气血之源，故用本方以建立中气。中气得健，则荣气自足。荣气足，肝得养，其痛自愈。

——（权依经《古方新用》）

第四节　小建中汤加减方：黄芪建中汤、当归建中汤

一、黄芪建中汤证——肝脾不调，气血亏虚，偏于气虚

●《金匮要略·血痹虚劳病脉证并治》

虚劳里急，诸不足，黄芪建中汤主之。

于小建中汤内加黄芪一两半，余依上法。气短胸满者，加生姜；腹满者去枣，加茯苓一两半；及疗肺虚损不足，补气加半夏三两。

《千金》疗男女因积冷气滞，或大病后不复常，苦四肢沉重，骨肉酸疼，吸吸少气，行动喘乏，胸满气急，腰背强痛，心中虚悸，咽干唇燥，面体少色，或饮食无味，胁肋腹胀，头重不举，多卧少起，甚者积年，轻者百日，渐至瘦弱，五脏气

竭，则难可复常，六脉俱不足，虚寒乏气，少腹拘急，羸瘠百病，名曰黄芪建中汤，又有人参二两。

条文解读

本条承上条而来，“虚劳，里急”，便已概括了本证具有小建中汤证的所有病机要点，毋庸赘述。仲景强调“诸不足”，一是说明本证虚劳较重，气血更虚，尤其是有肺脾元气虚的因素；二是提示虚损的症状繁多，无法一一说明，《千金》附录了“诸不足”的常见表现，可供参考。

黄芪建中汤证的病机要点是：**肝脾不调，气血亏虚，偏于肺脾气虚**。此时应用小建中汤为基础方调肝脾、建中气，因本证气虚较重，故更加黄芪，补益肺脾之气，兼可促进气血生长。一方更加人参，可加强补益元气之功。

临床上，对于许多慢性虚损性疾病，兼有肺脾气虚，如咳嗽、气短、自汗、乏力等，常用黄芪建中汤建中气、生气血，兼益元气。

●医案举隅

姜佐景医案：干血痨

初诊病者王女士为友人介绍来诊者，芳龄二八，待嫁闺中。经停始于今春，迄今约九月矣。诘其所以，答谓多进果品所致。察其皮色无华，咳呛不已，缓步上梯，竟亦喘息不止。他状悉如脉案所列，盖流俗所谓干血痨也。刻诊脉象虚数，舌苔薄腻，每日上午盗汗淋漓，头晕，心悸，胸闷，胁痛，腹痛喜按，食少喜呕，夜寐不安，咳则并多涎沫。证延已久，自属缠绵。曾历访中西名医，遍求村野丹方，顾病势与日俱增，未如之何焉。余初按其脉，即觉细数特甚，按表计之，每分钟得一百四十余至，合常人之脉搏恰强二倍。据述在家终日踡卧被中。如是则恶寒稍瘥。依旧说，此为木火刑金，凶象也；依新说，肺病贫血甚者，脉管缩小故也，其预后多不良云云。

余何人斯，乃敢当此重证？相对之顷，实难下药。乃默思本证之癥结有三：经停不行，其一也；肺病而咳，其二也；腹痛恶寒而盗汗，其三也。将用攻剂以通其经乎，则腹无癥瘕，如虚不受劫何？将用肺药以止其咳乎，则痨菌方滋，如顽不易摧何？无已，姑治其腹痛恶寒而盗汗，用当归建中汤合桂枝龙骨牡蛎法，疏极轻之量以与之。得效再议。

川桂枝一钱　　大白芍二钱　　生甘草八分　　生姜一片

红枣四枚　　全当归二钱　　花龙骨四钱（先煎）

煅牡蛎四钱（先煎）　　粽子糖（即饴糖所制）四枚

越三日，病者来复诊，喜出望外，欣然告谢。二诊三进轻剂当归建中汤加龙骨牡蛎，盗汗已除十之三四，腹痛大减，恶风已罢，胸中舒适，脉数由百四十次减为百二十次，由起伏不定转为调匀有序，大便较畅，咳嗽亦较稀，头晕心悸略差。前方尚合，唯量究嫌轻。今加重与之，俟盗汗悉除，续谋通经。

炙黄芪三钱　　川桂枝钱半　　肉桂心二分　　炙甘草钱半

大白芍三钱　　全当归四钱　　生姜二片　　红枣八枚

粽子糖六枚　　龙骨六钱（先煎）　　牡蛎八钱（先煎）

姜佐景按：病者曰："吾初每夜稍稍动作，即觉喘息不胜。自服前方三小时后，喘息即定，虽略略行动，无损矣。三服之后，恙乃大减。向吾进饭半盅，今已加至一全盅矣。"余初以为腹痛稍定，即为有功，不意咳嗽亦瘥，脉搏反减而调。呜呼！圣方之功伟矣。

又越三日，病者来三诊，神色更爽于前，扶梯而上，已无甚喘急之状。询之，答谓盗汗悉除，恶风已罢，日间喜起坐，不嗜卧矣。饭量由一盅加至一盅有半。而其最佳之象，则尤为脉数由百二十至减为百十有四至，咳嗽亦大稀，舌苔渐如常人。

——（曹颖甫《经方实验录》）

权依经医案：颜面浮肿

王某某，男，43岁，庆阳县人，干部。1965年11月16日初诊。

患者患风湿性心脏病多年。近数月来，疲乏无力，心慌气短，颜面浮肿，小便不利，多卧床休息。经用利尿药后，患者视物不清，更为疲乏。中医曾用炙甘草汤治疗，亦不见效。脉结代无力。

方用本方（黄芪建中汤）加杏仁、茯苓治之：炙黄芪9克，桂枝9克，白芍18克，炙草6克，生姜9克，大枣4枚，饴糖24克，茯苓9克，杏仁4.5克。水煎分二次服。三剂。

二诊：患者服上药后，疲乏稍减，小便利，视物清晰，脉结代稍有力。继用上方服至十余剂，病情好转，浮肿消失。

体会：祖国医学认为，心主血脉，肺主气，宗气积于胸中，贯心脉、司呼吸。若气虚则不能贯心脉、司呼吸，故脉结代；气虚不能通调水道，故小便不利。而气虚应求之于脾胃，脾胃之气健，则肺气充盈，治节有权，水道通调，诸症即减轻。加黄芪专补肺气，杏仁宣发肺气，茯苓淡渗利水，使旧水去，新入之水不致为患，诸症自解。

——（权依经《古方新用》）

二、当归建中汤证——肝脾不调，气血亏虚，偏于血虚

●《金匮要略·妇人产后病脉证治》

《千金》内补当归建中汤　治妇人产后虚羸不足，腹中刺痛不止，吸吸少气，或苦少腹中急摩痛，引腰背，不能食饮。产

后一月，日得服四五剂为善。令人强壮，宜。

当归建中汤方

当归四两　桂枝三两　芍药六两　生姜三两　甘草二两　大枣十二枚

上六味，以水一斗，煮取三升，分温三服，一日令尽。若大虚，加饴糖六两，汤成内之，于火上暖令饴消，若去血过多，崩伤内衄不止，加地黄六两，阿胶二两，合八味，汤成内阿胶。若无当归，以芎䓖代之；若无生姜，以干姜代之。

条文解读

妇人生产，易亡血耗气，如果再产后受寒，则易虚损难复，久而易出现虚羸不足，贫血，体质久难恢复。“吸吸少气”“不能食饮”，提示有内伤虚劳，气血亏虚的体质特点。

腹中刺痛、少腹疼痛，痛引腰背，提示有恶露不尽，是血虚兼有血瘀，针对产后虚损的基本体质，不宜用力量太强的活血化瘀药，只宜养血活血。

值得一提的是，古代的医疗卫生条件较差，很多妇人产后耗气伤血，常会外感风寒。风寒直中虚人之体，一会出现产后中风、痉病、郁冒等种种病症；二会损害人体正气，导致产后虚羸不足，久久难复；三会郁遏气机，影响营卫气血的运行，导致恶露不尽。外邪在产后虚羸的病情发展中起着十分重要的作用！

所以，当归建中汤的病机要点是：**产后气血亏虚，偏于血虚血瘀，可兼有外邪不解**。

本方在小建中汤基础上加当归而成，仍用小建中汤补益气血，兼散外邪，加一味当归养血活血，祛瘀生新。若“去血过多，崩伤内衄不止”，提示阴血亏虚较重，加入地黄、阿胶，养血止血而不留瘀；若瘀血重可加入川芎，行气活血；若平素肝气郁滞较重者，可与逍遥散交替服用。

女性产后恶露不尽，不论有病无病，都宜用当归建中汤养血活血，此方既可活血去瘀，又可调和肝脾，补益中气，十分有益。故言："产后一月，日得四五剂为善，令人强壮，宜。"

●鉴别：当归建中汤证与生化汤证

后世产后保健之方，习用生化汤，而在张仲景时代，产后是常服当归建中汤以保健。两者鉴别如下。

生化汤证，是产后有血虚血瘀之证，而产妇并无明显的气血亏虚，故治疗上，重用当归，并配以川芎、桃仁，养血兼活血，意在排瘀外出，兼用黄酒、炮姜温经散寒。

当归建中汤证，是产后兼有明显的气血亏虚之证，故治疗上，以小建中汤调和肝脾，补益气血，佐以当归，养血活血，排出恶露。

●医案举隅

医案一：产后虚羸

一患者因为产后气血恢复不好，脸上长黄褐斑，皱纹，多次用祛斑霜，无效，此次因为刮宫到我处就诊，用当归建中汤治疗，结果不仅体质恢复，而且以前遗留的黄褐斑，面部皱纹等症状都消失了，颜面变得光滑、美丽，疗效显著！

曹颖甫医案：经前腹痛

宗嫂，十一月十七日。月事将行，必先腹痛，脉左三部虚。此血亏也，宜当归建中汤。

全当归四钱　　川桂枝三钱　　赤白芍各三钱　生甘草钱半

生姜三片　　　红枣七枚　　　饴糖二两（冲服）

姜佐景按： 当归建中汤，即桂枝汤加味也。姑以本方为例，甘草之不足，故加饴糖；白芍之不足，故加赤芍；桂枝之不足，故加当归。《本经》表桂枝治上气咳逆，表当归治咳逆上气，然则其差也仅矣。我今用简笔法，略发其义于此，而贻其详畀读者。

——（曹颖甫《经方实验录》）

权依经医案：产后崩漏

乔某某，女，48岁，某军区家属。1975年4月9日初诊。

患者流产后阴道流血，淋滴不断，已月余。其血色鲜红，无血块，伴有疲乏无力，食少。舌淡苔薄白，脉结代无力。辨证为气血双虚。

方用本方加味治疗：当归12克，桂枝9克，白芍18克，炙甘草6克，大枣4枚，生姜9克，阿胶6克，地黄18克。水煎分二次服。三剂。

二诊：服上药后，阴道流血停止，余证尚存。继用上方三剂，以巩固其疗效。

体会： 该患者流产后流血月余，并察其舌脉，属气血双损之证。理应补血益气，但因气血来源于中焦，故用本方以立中气，使气血资源充足，血液得以统摄而不妄行，则血流自止。加阿胶、地黄，使已亏之阴血得到补益，则源清流节，故病自愈。

——（权依经《古方新用》）

第五章

仲景气虚类方——脾虚不运，痰湿内生，湿阻气滞

脾胃居中焦，为气机升降之枢纽。脾以升清为健，胃以降浊为顺，升降相因，以运水谷、以行津液，化生气血精微。若脾气虚弱，脾运不及，则水谷停积不化，易变生为痰湿水饮，阻滞于中焦，又易导致中焦气机壅滞，而有腹胀、腹满、食欲不振、大便不畅等症。

另外，肝木与脾土息息相关。脾土气虚，本来运化无力，又易招肝木乘犯，则脾运更弱，痰湿更易中生；痰湿既生，壅阻中气，土壅则木郁，肝郁复克脾土，如此恶性循环，最终易致脾虚不复、痰湿中阻、肝胆郁滞并见之证。患者可有：面色苍黄、疲倦乏力、便溏不畅、心下痞硬、呕吐、嗳气、舌淡苔腻等虚实兼夹的表现。对于这类病症，宜以补脾助运为主。

纵观《伤寒杂病论》全书，会发现张仲景所论太阴病，虽以脾胃阳虚，脾气虚弱，或兼寒湿水饮中阻而立论，但其重点以论脾阳虚寒的太阴病为主，治疗的代表方如理中汤、苓桂剂等；对于脾胃气虚，兼痰湿或湿热不化的太阴病，论述较少，仅有寥寥数方，主要着眼点在于脾气虚弱，运化不及，痰湿内生，湿阻气滞。本篇将重点讲解仲景治疗脾胃气虚的几个名方——枳术汤、《外台》茯苓饮、厚朴生姜半夏甘草人参汤、旋覆代赭汤。

第一节 枳术汤证——脾运不及，饮阻气滞

●《金匮要略·水气病脉证并治》

心下坚，大如盘，边如旋盘，水饮所作，枳术汤主之。

枳术汤

枳实七枚　白术二两

上二味，以水五升，煮取三升。分温三服，腹中软，即当散也。

条文解读

有形实邪停于心下，故心下摸之痞硬，可形成包块，似圆盘一样有边界。从前后文和所用方药来看，此心下痞坚，并非外感误下之心下痞证或结胸病，而是因内伤脾运不及，饮阻气滞，饮气交结于心下所致，故拟枳术汤，消痞祛饮。

枳术汤证的病机要点是：**脾运不及，饮阻气滞，痞结心下**。因主要矛盾在饮气痞阻，故方中重用枳实 7 枚为君，行气消痞；佐以白术 2 两，健脾助运，以化痰饮。临床上，我的常用剂量为枳实 12g，白术 6g，枳实倍于白术，重在行气消痞。

●附：枳术丸证

●枳术丸原文（《脾胃论·枳术丸》）

治痞，消食，强胃。

枳实（麸炒黄色，去穰，一两）　白术（二两）

上同为极细末，荷叶裹烧饭为丸，如梧桐子大。每服五十丸，多用白汤下，无时。

白术者，本意不取其食速化，但令人胃气强，不复伤也。

原文解读

从主治可知，患者有胃脘痞胀、纳差等消化不良症状。本方白术与枳实的比例变为 2∶1，白术量大，重在健脾升清，恢复脾胃运化之力；枳实麸炒，用量较小，消食开胃，消痞行滞。如此，消补兼施，不伤胃气。

本方用荷叶裹烧饭为丸，取荷叶芳香轻清之性，以助脾胃升发清阳；烧饭焦黄气香，醒脾开胃消食。制以丸剂，取丸药量小，缓补缓消，不至于有壅补、峻攻之弊。全方重在健脾开胃，升发清阳，佐以下气消痞，体现“养正积自除”的宗旨，为慢性脾胃病的调护，提供了很好的思路。

●鉴别：枳术丸与枳术汤

枳术丸，虽化裁自枳术汤，但两者的病机，完全不同。枳术汤证，是饮阻气滞，痞结心下，以邪实为主，故重用枳实，下气消痞，佐以白术，健脾祛饮，制以汤剂，迅捷取效，涤饮下气，以消痞结。

枳术丸证，是脾虚失运，继发气滞、食积、痰阻，以正虚为主，故治以丸剂，缓攻缓补，不伤胃气，重用白术，健脾助运，佐以枳实，下气消痞，再配合荷叶升清、烧饭护胃开胃。

若脾胃气滞较重，脘腹胀满，胃口差，舌苔厚腻者，可酌加陈皮以行气除胀，燥湿化痰；若误食瓜果等凉物，损伤脾阳，寒饮内生，轻则加半夏、木香，重则加干姜、草果，温中行气，散寒化饮。东垣在本条后列举了一系列枳术丸加减方，可供参考，此不赘述。

附：健脾消食小方

大麦、鱼骨头、猪骨头、山楂、神曲、荷叶，炒黄炒黑，研成粉末，服之可消食开胃，健脾益气。故若平时受凉腹泻，恶心呕吐等可以用此小方解决。

●医案举隅

医案：痰气郁结

建宁总镇王，贵州人。病膈气八载，一日召诊，默不一言，按其六脉俱结，问曰："大人素有痰气郁结否？"渠曰："否，余素少痰，惟于每食后胸膈不舒而已。"余曰："此即痰气郁结病也。"曰："何以知之？"余曰："诊脉结滞迟涩，时或一止，止无定数，以是知之。"曰："可治乎？"余曰："可。"遂进枳术丸，服二料而愈。

（摘自《福建中医医案医话选编》）

按：患者食后胸膈不舒已八年，发病日久，脾虚失运，继而痰气阻遏气机，致脉象不流畅，可现结滞迟涩之脉。本案中患者虽素少痰，但医者凭脉断定为痰气郁结之病，突显了凭脉辨证在中医诊治中的重要意义。

第二节 《外台》茯苓饮证
——脾肺气虚，痰阻气滞

一、病机要点

●《金匮要略·痰饮咳嗽病脉证并治》

附方:《外台》茯苓饮

治心胸中有停痰宿水，自吐出水后，心胸间虚，气满不能食，消痰气，令能食。

茯苓 人参 白术各三两 枳实二两 橘皮二两半 生姜四两

上六味，水六升，煮取一升八合。分温三服，如人行八九里进之。

条文解读

“心胸中”，指胸膈与胃中。心胸中有“停痰宿水”，其人必有脾肺阳气不足之内因，脾运不及，则痰水内生，肺气不足，则痰水易上注心胸之中。文中有“停”“宿”二字，提示其必患病日久，痰饮久积不化。

“自吐出水后，心胸间虚，气满不能食”：痰饮积聚过多，易有呕吐痰饮之症。若已经吐出大量痰水，则胃必空虚，脾胃气虚之本质，转而突出。脾胃气虚，运化无力，故常见脘腹胀满、食不下等症。

本证的病机要点是：**脾肺气虚为本，痰饮不化、痰阻气滞为标**。故治宜健脾益气以治本，行气化痰以治标，标本兼治，可收到“消痰气，令能食”的功效。

二、方药解析

本方主要由两部分组成：人参、茯苓、白术（后世四君子汤去甘草），和橘枳姜汤。

一方面，针对脾肺气虚，用人参补益中气，白术健脾升清，茯苓健脾祛湿，共为治本。

另一方面，针对痰饮久不化、痰阻气滞，用生姜温胃化饮、降逆止呕，橘皮行气化痰、开胃进食，枳实行气消胀，合而行气消痰开胃，共为治标。

全方合而健脾益气，行气化痰，开胃进食，标本兼顾。

三、临证心得

本方为仲景健脾助运、化痰进食的代表方，后世名方诸如异功散、六君子汤、香砂六君子汤、归芍六君子汤等，都是由此方化裁而来。凡符合脾肺气虚（脾胃气虚）、痰饮久不化者，均可以此方加减治疗。

临床上，很多慢性疾病，如慢阻肺、哮喘、心衰等，经过前期治疗后，处在恢复期时，常见有纳差、胃胀、乏力等，如属脾胃阳虚，余饮不化者，常宜苓桂剂收功；如属脾胃气虚，痰湿不化者，常宜茯苓饮、四君子类方调理收功。

四、医案举隅

医案：肺癌术后

王某，男，62岁，2019年4月8日复诊（初诊略去）。

病史：肺低分化腺癌（0.6cm×0.7cm），2019年1月22日于东瀛市人民医院行右肺下叶切除术，尚未行放、化疗。

问诊：咯吐白黏痰，晨多，无咸味，少量泡沫；心下胀闷痛（昼夜均痛，晨轻），按之亦痛，活动后、进食后均胀痛，吃瓜果生冷不加重；食欲差，食后胃胀；咽喉发紧；眠可，疲倦，恶寒，足冷。

脉诊：左寸沉细弱涩，关沉细弱，尺沉细弦。

右寸沉细弱涩，关小弦芤软稍滑，尺沉细弦长。

望诊：舌暗红，边瘀，苔薄腻，舌下瘀。指甲竖纹多，弯曲。

腹诊：心下压痛，心口叩痛。

辨证分析：

1. 右寸沉细弱，关小弦芤软，肺癌术后，疲倦，咯吐大量白黏痰，心下胀闷痛，食欲不振，食后胃胀，咽喉发紧，为术后肺脾气虚，运化不及，痰湿水饮上逆（茯苓饮证）。

2. 左脉沉细弦，舌暗红边瘀，舌下瘀，指甲竖纹多，弯曲，肺部肿瘤，咽喉发紧，为血虚血瘀（佛手散证）。

3. 右尺脉细弦，恶寒为肾阳亏虚，据2、3两点，辨为真武汤证。

拟方：真武汤合茯苓饮合佛手散加减。

炮附片15g	生白芍10g	生白术6g	茯苓10g
生姜10g	桂枝10g	枳实10g	人参15g
当归20g	川芎10g	三棱15g	莪术15g

14 剂，颗粒剂，日 1 剂，分 2 次服。

结果：服上方后胃口好转，胃胀减轻，活动后胃胀痛情况减轻，脚凉亦有改善。以此方继续加减治疗，后未前来复诊。

第三节　厚朴生姜半夏甘草人参汤证——湿阻气滞，兼脾胃气虚

一、病机要点及方药解析

●《伤寒论》第 66 条

发汗后，腹胀满者，厚朴生姜半夏甘草人参汤主之。

厚朴半斤（炙，去皮）　生姜半斤（切）　半夏半升（洗）　甘草二两（炙）　人参一两

上五味，以水一斗，煮取三升，去滓。温服一升，日三服。

条文解读

“发汗后，腹胀满者”，起病可能有表证，故用汗法治疗。发汗后，表证已不明显，刻下以腹胀满为主症。须注意：本条想表达的意思，不是因为发汗而致腹胀满，而是为了说明经过发汗治疗，已无明显表证。若表证仍在者，此方还须斟酌加减。

单从腹胀满一症，很难判断其病机特点。但从所用药物来看，方中半夏、厚朴、生姜，三药用量较大，合而以燥湿化痰，行气消胀为主，

主要针对痰湿中阻，气机郁滞；方中炙甘草、人参两药，补益中气但用量较小，一是针对脾胃气虚而设，二是防止行气燥湿药量大，损伤中气。

由此两组药物比例可知，本方的核心病机是**湿阻气滞，兼有脾胃气虚**。

二、辨证要点

1. 以大腹部胀满为主症。脐以上为大腹，属太阴脾所主。如心下胀满，属阳明胃；如小腹胀满，属厥阴或少阴。胀满部位不同，治疗不同，要区分清楚。

2. 腹部叩诊呈明显的鼓音。

3. 舌苔白腻。薄白腻、白厚腻均可使用该方。

三、临证心得

1. 腹胀满兼舌苔厚腻者：多属湿阻气滞，最宜用朴姜夏草人参汤治疗。如大便干结兼腹胀满，且腹部叩诊有鼓音，多属阳明腑实为主，治宜厚朴三物汤；如素有脾胃虚寒，再兼腹胀满、不大便者，则治宜厚朴七物汤。这三个方证的腹部叩诊，均有明显的鼓音，临床注意区分。

2. 本方的病机，以湿阻气滞为主，稍兼气虚。刘渡舟先生言此乃“七消三补”之法，实为真知灼见。临床上运用时，厚朴、生姜、半夏的用量宜大，人参、甘草的用量宜小，若参、草量偏大，则易生壅满。如果气虚稍显者，可酌情加大参、草用量。如属中气虚弱明显者，则不宜此方，治宜补中益气汤，以补促消为主。

3. 如兼表证未除，见身痛、不汗出、发热等，酌加苏叶等以解表。

4. 如见舌苔厚腻甚，并伴纳差、嗳腐吞酸等，提示兼有食积不化，可加入山楂、神曲等，以消积导滞。

5. 若痰湿渐化，胀满减轻、舌苔转薄，脾胃气虚未复者，可用《外台》茯苓饮、归芍六君子汤等调理收功。

四、鉴别：厚朴生姜半夏甘草人参汤证与半夏厚朴汤证（表9）

1. 相同点：方药组成近似（均有厚朴、半夏、生姜），病机都有湿阻气滞。

2. 不同点：①厚朴生姜半夏甘草人参汤证，稍兼有脾气虚，以腹胀满为主症，病位偏下，治疗以行气消胀、燥湿化痰为主，兼用参、草补脾气；②半夏厚朴汤证，多因情绪致病，肝气郁滞生痰，痰气郁逆，以梅核气为主症，常伴有痰黏难出、胸闷、胃胀、嗳气等，病位偏上，治疗除了行气化痰，更用苏叶配生姜开宣郁滞，茯苓导郁逆之痰饮下行。

表 9　厚朴生姜半夏甘草人参汤证与半夏厚朴汤证

方证	厚朴生姜半夏甘草人参汤证	半夏厚朴汤证
痰阻病位	偏下	偏上
核心病机	湿阻气滞，兼脾气虚	肝郁气滞，痰气郁逆
方药组成	同：均以厚朴、生姜、半夏行气化痰	
	异：人参、甘草补脾益气	异：苏叶配生姜开宣郁滞，茯苓导郁逆之痰饮下行
症状表现	腹部胀满为主	梅核气为主症，兼有胸闷、胃胀、嗳气等症

五、医案举隅

医案一：持续高热、腹胀案

我在厦门工作期间，遇到过一个反复发热两三个月的小孩，6岁左右，中医、西医多位主治医师反复交替治疗，都没有明显效果。某天下午临近下班时来就诊，当时患儿高烧不退，体温39.4℃，舌苔特别厚腻，完全没有食欲，肚子鼓胀，叩诊鼓音很明显，腹部胀急，以至于不能平躺睡觉。我便开了厚朴生姜半夏甘草人参汤加苏叶、山楂、神曲，嘱咐患儿母亲，当天晚上急煎药服下，又因为患儿反复感冒发热，肚子胀得这么厉害，怕有低钾血症，所以反复叮嘱她，当天晚上服药一剂两次后，如果到了晚上12点左右，病情还没有明显好转的话，必须马上去医院儿科住院检查治疗，尤其必须查电解质。

结果第二天一大早家属来报喜：患儿当晚服一剂药后，腹胀满、发烧都马上消失了，说这是孩子生病以来第一次有这么好的效果，我嘱咐她把前方再拿一剂巩固，服后诸症全无。

按：腹部胀满，叩诊呈鼓音，舌苔厚腻，朴姜夏草人参汤证已相当明显，因还有发烧、不汗出等表证未除尽的症状，故在此方基础上再加苏叶15g解表，又因患儿舌苔厚腻甚，纳呆，所以还加了山楂、神曲以消食开胃。

医案二：乙肝腹胀案

我的一个亲戚，女，56岁，患乙肝大三阳，肝功能异常，手上出黄黏汗，量多，喜欢跳舞，运动后汗出舒服，就诊时腹胀满明显，舌苔白腻偏厚，右胁胀痛，我用朴姜夏草人参汤治疗，开了5剂药，服至3剂，腹胀已除。再服余药，出现口稍干苦的症状。我就让她停药观察，并叮嘱她，她手上出黄黏汗，是机体的自我调整反应，为湿毒外排的现象，千万不要用药去止汗，并叮嘱她饮食清淡，保持运动适当出汗，心情轻松。

当年底去医院复查，她的乙肝大三阳均转阴，表面抗体也产生了。

按：舌苔厚腻，腹胀满，为朴姜夏草人参汤证，病症对应，效如桴鼓。临床上必须顺着病机去治疗，因势利导，而不是机械套用验方，专注于指标的治疗，弊大于利！

医案三：腹胀案

吴某，女，63岁。2006年11月初诊。

病史：高脂血症、糖尿病、心动过缓。

问诊：午后腹胀，纳差，便溏，眠差。

望诊：面色萎黄，形瘦，舌质淡红苔薄腻。

脉诊：脉弦滑。

辨证：湿阻气滞，兼有气虚。

拟方：朴姜夏草人参汤加减。

党参5g　　厚朴15g　　生姜10g　　炙甘草5g

半夏10g　　焦三仙各5g

3剂，颗粒剂，日1剂，分2次服。

结果：诸症除，服药后有口干，嘱停药观察，未再腹胀。

第四节　旋覆代赭汤证
——脾胃气虚，肝气犯胃，痰气上逆

一、病机要点

●《伤寒论》第 161 条

伤寒，发汗，若吐，若下，解后，心下痞硬，噫气不除者，旋覆代赭汤主之。

旋覆花三两　人参二两　生姜五两　代赭石一两　甘草三两（炙）　半夏半升（洗）　大枣十二枚（擘）

上七味，以水一斗，煮取六升，去滓，再煎取三升。温服一升，日三服。

条文解读

1.“伤寒，发汗，若吐，若下，解后”：外感起病，经过发汗吐下等治疗，虽然表邪已去，但吐下之余，中气必伤。

2.“心下痞硬，噫气不除者”，中气虚损，脾胃运化失职，痰饮内生；乱用发汗吐下之法，易引动肝气。土虚木旺，肝气上逆，克脾犯胃，肝气易夹痰饮上逆，故易见心下痞硬、呃逆频频、嗳气不解等痰气上逆见症。

3. 总之，旋覆代赭汤证的病机要点是：**脾胃气虚，肝气犯胃，痰气**

上逆。脾胃气虚，痰饮内停，故常有胃胀、纳减等；肝气犯胃、夹痰饮上逆，故可见心下痞硬、呃逆、嗳气，也包括呕逆、眩晕等症。

二、方药解析

1. 人参、炙甘草：补脾胃中气之虚。

2. 半夏、生姜：化痰饮，和胃降逆。本方证痰饮上逆较重，故生姜重用至五两，增强降逆止噫之功。

3. 大枣：补中气，兼养阴血，防止半夏、生姜燥伤阴血，加重肝气郁逆。

4. 旋覆花：入肝经，疏肝通络，下气化痰；代赭石：入肝、胃经，镇肝降逆，降胃止呕、止噫、止呃。

三、关于代赭石的用量探析

1. 代赭石，入肝经，最善镇肝降胃。原方中代赭石只用一两，因为迭经吐下，脾胃中气已虚，所以补虚药用量宜重，平肝降逆药用量宜轻，防止克伐中气，反而不利于中气恢复，欲速则不达。

2. 如中气虚损不重，肝胃气逆，肝风上扰为主者，代赭石可适当加量，则取效更速。

3. 内伤病中，常有下元虚损，致冲气为病，冲胃气逆之证，则应借鉴张锡纯的经验，以赭石为要药，并适当配伍芡实、山药、山萸肉等补敛下元之品，以敛降冲气。

四、临证心得

1. 以呃逆、嗳气为主症：病机符合中虚停痰、肝气冲逆者，多伴有心下痞硬、胃胀、纳减等，常用旋覆代赭汤加减治疗。其中，呃逆为膈肌痉挛，多有肝血虚失养的病机，常合芍药甘草汤。

2. 食管癌：常见有进行性吞咽困难，食管灼热感等，中医属“噎膈”的范畴，病机符合中虚停痰、肝气冲逆者，可予旋覆代赭汤加减施治。

3. 梅尼埃病：是一种以膜迷路积水为特征的耳源性眩晕疾病，常表现为反复发作的旋转性眩晕、波动性听力下降、耳鸣和耳闷胀感。《内经》言：“诸风掉眩，皆属于肝。”肝风时时上扰，故见阵发性眩晕。如兼脾胃气虚、痰饮内停，肝风易夹痰饮冲逆于上，则见眩晕程度重，耳鸣、呕吐剧烈等。符合该病机者，用旋覆代赭汤加减，神效！

五、医案举隅

医案：梅尼埃病

我在黄冈的医院当医生时，在科室里有个电锅可以煎煮中药，方子开了就可以煮药给患者喝，所以我常用中药治疗，对梅尼埃病的患者，见其剧烈呕吐，头目眩晕，天旋地转，用旋覆代赭汤原方，效果奇佳，首次病程没写完，患者竟然好了。可见其平肝息风，化痰降逆之功何其强大！

六、鉴别：旋覆代赭汤证与半夏厚朴汤证（表10）

1. 相同点： 均可治疗因肝木克土，气机上逆而致的嗳气、呃逆等。

2. 不同点： ①旋覆代赭汤证，主要病机为脾胃气虚，痰湿内停，病位偏于心下（胃）。土虚则木乘，肝气横逆犯胃，肝风夹痰上冲，病势较急，常有呃逆频频，心下痞硬等症。从药物组成上看，方中旋覆花、代赭石入肝经，代赭石质重下坠，旋覆花下气，二者气味俱降，镇降肝胃逆气；人参、甘草补益中气。②半夏厚朴汤证，主要因情绪致病，病势较缓，肝气郁滞生痰，痰气郁逆，以梅核气为主症，常伴有痰黏难出、胸闷、胃胀、嗳气等，病位偏上，治疗除了半夏、厚朴行气化痰，更用苏叶配生姜开宣郁滞，茯苓导郁逆之痰饮下行。

表10　旋覆代赭汤证与半夏厚朴汤证的鉴别

方证	旋覆代赭汤证	半夏厚朴汤证
痰阻病位	心下（胃）	胸胃
核心病机	脾胃气虚，痰气中阻，肝木犯胃，肝气上逆	肝郁气滞，痰气郁逆
方药异同	同：均以生姜、半夏降气化痰止逆	
	异：旋覆花、代赭石镇肝降胃；人参、甘草补脾胃之虚	异：苏叶开宣郁滞；厚朴行气降逆；茯苓导痰饮下行
病势缓急	病势较急	病势较缓
临床应用	相同点：均可治疗嗳气、呃逆	
	梅尼埃病；食道癌等	梅核气；呼吸系统疾病等

第六章

四君子汤类方——脾胃气虚诸证

胃主受纳，脾主运化，脾升胃降，化生气血，滋养五脏六腑四肢百骸，共为后天之本。脾运胃纳，共司中焦之气化。脾胃虽为一家，然以脾运为主，胃纳为辅。只有脾气健运，胃气才能正常受纳。如果脾运无力，升清不及，一则胃难降浊，胃中水谷必然停滞，易变生为食积或痰饮、水湿；二则气血生化乏源，五脏六腑气血亏虚而失养。故本章首以四君子汤类方为代表，论述以太阴病之脾气亏虚诸证的病机特点与诊治规律。

第一节　四君子汤——脾胃气虚之基础方

●四君子汤原文（《太平惠民和剂局方》）

治：荣卫气虚，脏腑怯弱，心腹胀满，全不思食，肠鸣泄泻，呕哕吐逆，大宜服之。常服温和脾胃，进益饮食，辟寒邪瘴雾气。

人参　炙甘草　茯苓　白术各等分

原文解读

本方主治：**脾胃气虚，导致脾胃运化失常，以及因脾胃虚弱，气血化生乏源，导致的营卫气虚，脏腑气弱**。脾胃中气充足，是保证脾胃功能正常的前提。只有中气充足，全身脏腑营卫，才会有源源不断的气血补充与滋养，人身之根本方能稳固。

所以，四君子汤方，以炙甘草为君，守中气、固根本。炙甘草味甘性平，性最敦厚而缓，最能补守中气，固脾胃元气之根本，而且补力持久，故为君药。炙甘草与人参、黄芪相比，虽均能补中气，但参芪补中气而性升浮。只有当中气之根存，居中而稳固时，才能受使参芪之补，如此元气才有存留之处，这时用参芪补气才有意义。当中气溃散（胃气虚败），根基已动时，如果单用参芪强补之，必致中气浮散，升降逆乱，反而促使病情恶化，此乃脾胃虚而不受补之根由。

脾主运化、主升清，实指小肠消化后的水谷精微，因脾气的升清之力，而被吸收进入小肠毛细血管网，进而进入血液的过程。白术苦温，是中药里最擅健脾运而升清气者，故最能将水谷转化为精微气血，四君子汤选白术，以健脾运化而升清，故为臣药。

人参甘温，大补元气，为中气提供直接的动力能源。协助炙甘草，补守中气，使中气旺；协助白术，健脾运而升清气，亦为臣药。

当脾气虚弱，运化不及，易变生痰饮水湿。而痰湿水饮不及时排出，就会积留于体内，又会加重脾胃的负担，抑遏脾运。故本方选茯苓，淡渗利水，降浊而水湿，以助脾运的恢复，故为佐使之药。

全方药仅四味，守中固本、补益元气、升健脾运，升清降浊，利水祛湿，面面俱到，故为脾胃气虚证的基础名方。四药以君子为名，取其味甘敦厚，性温平和、培元健运、固本守中，颇有君子之气象。

四君子汤，脱胎于《外台》茯苓饮。不同之处在于，茯苓饮证，仅是脾虚失运、痰湿中阻，中气之根基未动，治疗重在健脾开胃，化痰消胀；四君子汤证，中气之根基已虚，治疗重在立中气，固根本，健脾运，资化源。诸如脾胃虚弱、运化不及，以及营卫气弱、脏腑怯弱、化源枯竭等病症，最宜治以四君子汤，守中固本，方为上策。

第二节 六君子汤系列方
——脾胃气虚，兼邪实诸证

脾胃气虚，脾运不及者，常继发气滞、痰阻、食积等证，多呈现虚实夹杂的特征，治疗上宜标本兼顾。标实不除，本虚难复。故在四君子汤的基础上，后世医家又总结出了一系列扶正祛邪、标本兼顾的名方。代表方如：异功散、六君子汤、香砂六君子汤、楂曲六君子汤等。

1. 脾胃气虚，兼中焦气滞

脾胃气虚证外，兼有纳呆、胃胀、苔薄腻等表现者，治以四君子汤，加一味陈皮，行气消胀，开胃进食，使补而不壅，即钱氏异功散。

2. 脾胃气虚，兼气滞、痰阻

异功散证，兼有呕恶、痰多，脘痞、苔腻等表现者，治以异功散加一味半夏，此即六君子汤，功能补中益气，健脾和胃，化痰降逆。

3. 脾胃气虚，兼寒湿凝滞

在六君子汤证基础上，兼有纳呆脘痞、胃凉喜温、腹痛吐泻等表现者，治以六君子汤加木香、砂仁，此即香砂六君子汤，功能健脾温中，行气消胀、醒脾开胃。木香、砂仁行气开胃，对于脾胃气虚者，用量不宜大，否则反易消伐中气。如中阳虚衰，寒湿不化者，则宜改为理中汤，或桂枝人参汤治疗。

4. 脾胃气虚，兼食积内停

六君子汤证兼有嗳腐吞酸、大便酸臭、口臭磨牙、舌苔厚浊腻等表现者，治以六君子汤加山楂、神曲，即楂曲六君子汤。功能益气健脾，化痰和胃，消食导滞。若大便不畅，痰多者，可加莱菔子，消食化痰通便；若大便干结，舌苔黄浊，下腹压痛者，可少加大黄，通腑泻浊。

●医案举隅

医案一：带下

孙某，女，38岁。2007年2月23日初诊。

眼内陷紧拘，胃胀反酸，左胁疼痛时作，口不干苦，便可，经前腰痛，白带量多，脉右弦滑，左关弦细，证属肝郁乘脾。

拟方：四逆散合六君子汤加减。

柴胡10g　白芍15g　枳壳10g　甘草5g
吴茱萸5g　黄连3g　白术15g　茯苓15g
半夏10g　党参10g　薏苡仁15g　制香附10g
益母草15g

结果： 服上方有效，后又在过年期间调过方子，用四逆散、左金丸加健脾利湿之品。

2007年4月6日二诊： 现白带减少，脘胁胀减，泛酸好转。刻下仍右胁时痛，经前白带多，恶心，呕黏涎，胃胀泛酸，舌正苔薄，脉两关弦细，证属：脾虚而肝郁克伐脾土。拟健脾以杜湿生，平肝疏肝以通络瘀。

拟方： 六君子汤加减。

党参10g	白术15g	茯苓15g	炙甘草5g
薏苡仁30g	法半夏10g	陈皮5g	山药15g
制香附10g	苏梗10g	益母草30g	川楝子5g
延胡索5g			

结果： 3剂有效，后改服逍遥丸善后。

医案二：严重贫血

马某，女，65岁，2018年7月4日初诊。

病史：

1. 严重贫血3个月，血液检查显示红细胞、白细胞、血小板、总蛋白均低，西医怀疑为骨髓增生异常综合征（MDS），要求其住院输血治疗，因惧怕输血而拒绝。

2. 肿瘤标志物正常，胆红素升高，乳酸脱氢酶（LDH）为正常值的7倍。

3. 腹部B超示肝胆胰脾未见异常，肾有小囊肿。

4. 素食史10余年。

问诊： 3个月来厌食纳呆。口干，反复口腔溃疡，疼痛，口水多。反酸、烧心、嗳气、腹胀。受凉后极易腹胀。大便成形偏干，气味臭。小便色黄，夜尿多，5～6次。尿频，无力。疲倦乏力，怕冷明显，已10余年不敢开空调、吹电扇。

脉诊：左寸浮细弦滑软，关浮小弦滑软，尺弦小软。

右寸浮细弦软，关小弦滑弱，尺沉细弦软。

望诊：舌淡嫩红，胖大，苔白腻厚，舌下瘀。下肢肿胀严重，皮肤紧绷发亮，按之凹陷伴疼痛，不易起，下肢静脉曲张。

腹诊：腹部拘急、压痛，两胁叩痛，两腰叩痛；胸部皮肤血痣多。

辨证分析：

1. 右寸浮细弦软，右关小弦弱，舌淡嫩红，胖大，疲倦乏力，严重贫血，为脾胃气虚，气血生化乏源。

2. 厌食纳呆，腹胀，舌苔白腻厚，为脾虚失运，痰阻气滞。据1、2两点，辨为香砂六君子汤证。

3. 右尺沉细弦软，怕冷明显，口水多，受凉后极易腹胀，尿频无力，怕冷明显，下肢肿胀，为脾肾阳虚，寒湿不化（附子理中汤证）。

4. 右关脉弦滑，口干，反复口腔溃疡，疼痛，反酸、烧心，为肝胃不和（左金丸证）。

5. 左脉小弦软，腹部拘急、压痛，两胁叩痛，两腰叩痛，胸部皮肤血痣多，下肢静脉曲张，为血虚夹瘀（佛手散证）。

拟方：香砂六君子汤合附子理中丸合左金丸合佛手散出入。

炮附子 10g	党参 10g	白术 10g	干姜 10g
炙甘草 6g	木香 6g	砂仁 6g	姜半夏 8g
陈皮 10g	茯苓 10g	当归 10g	川芎 6g
三棱 10g	莪术 10g	黄连 1g	吴茱萸 1g

14剂，颗粒剂，日1剂，分2次服。

7月22日复诊：服上方5剂，同时服用“养血饮”中成药（成分似当归补血汤）后，自觉胃口好转，吃饭稍觉香，反酸、烧心减轻。小便频好转，夜尿次数由6～8次减少为2～3次。患者信心大增，继续于我处调理治疗。

医案三：胃痛

余某，男，8岁，胃痛，恶心呕吐，不能食，舌淡苔白腻而润，辨证为胃寒兼湿浊中阻，拟良附丸合香砂六君子汤，加焦山楂、神曲、草果，一剂，痛止而胀甚，即去香砂六君子之壅补，良附合枳朴，单刀直入，温胃散寒，通行气滞，1～2剂即止。

医案四：纳差

孙某，男，57岁，2007年6月初诊。纳差，泛恶，食后作胀，面黄，眼中黄斑，舌质淡，苔白腻，脉左弦，右关脉弦。

辨证：脾胃气虚，痰湿中阻。

拟方：香砂四君子汤出入。

党参 10g	黄芪 15g	白术 10g	茯苓 10g
木香 5g	砂仁 5g	焦山楂 10g	焦神曲 10g
吴茱萸 5g	草果 3g	槟榔 10g	榧子 10g

5剂，水煎服，日1剂，分2次服。

结果：服后诸症愈，随访未复发。

第三节　七味白术散证
——脾胃气虚，升降失常，津气不升

●七味白术散原文（《小儿药证直诀》）

脾胃久虚，呕吐泄泻，频作不止，精液苦竭，烦渴躁，但欲饮水，乳食不进，羸瘦困劣，因而失治，变成惊痫，不论阴阳虚实，并宜服。

人参二钱五分　茯苓五钱　炒白术五钱　甘草一钱　藿香叶五钱　木香二钱　葛根五钱，渴者加至一两　上㕮咀，每服三钱，水煎。热甚发渴，去木香。

原文解读

“脾胃久虚”，即脾胃元气亏虚，是此病的根本原因。久病脾胃中气亏虚，升降紊乱，故见吐泻频作。吐泻不止，必耗伤气津，同时还会加重清气下陷。清气不升，津不上承，故口渴烦躁。中气困顿，运化无力，故乳食不进，久则气血亦虚，其人“羸瘦困劣”。脾虚生血不足，血虚则肝失所养，虚风妄动，故发为惊痫（“慢惊风”）。一切病症，均为脾胃虚损，升降失常所致，故均治宜七味白术散。

七味白术散证的病机要点是：**脾胃气虚，脾不升清、胃失纳化、津气不升**。因脾不升清、津气不升，加之吐泻伤津，故常见烦渴欲饮一症，临床上以腹泻伴口渴烦躁作为本证的辨证要点。

本方是四君子汤加葛根、藿香、木香组成，并以白术命名，重点突出白术健脾复运、升清止泻之职能。加葛根有三用：①升清止泻；②升津止渴；③解肌而退热，协同藿香，解表退热。加藿香有四用：①芳香化湿；②醒脾开胃；③化湿止呕；④辛温解表。加木香有三用：①行气消胀；②开胃进食；③温胃散寒。全方合而益气升清，止泻除渴，祛湿解表，开胃进食。

值得注意的是，本方证的口渴烦躁，其病机重点是脾胃虚弱，脾不升清、津气不升。而造成这一系列病症的根源，**既有脾胃气虚，还有外邪袭扰，加重了脾胃功能的紊乱**。故在四君子汤的基础上，加入葛根、藿香，大大有助于脾胃升降功能的恢复，这是本方取效显著的关键点之一。

第四节　参苓白术散证、资生丸证
——脾胃气虚，兼脾阴不足

●参苓白术散原文（《太平惠民和剂局方》）

脾胃虚弱，饮食不进，多困少力，中满痞噎，心忡气喘，呕吐泄泻及伤寒咳噫。此药中和不热，久服养气育神，醒脾悦色，顺正辟邪。

人参　茯苓　白术　甘草（炒）山药各二斤

莲子肉　薏苡仁　砂仁　桔梗各一斤　扁豆一斤半

上为细末。每服二钱，枣汤调下，小儿量岁数加减服。

●资生丸原文（《先醒斋医学广笔记》）

妊娠三月，阳明脉养胎，阳明脉衰，胎无所养，故胎堕也，服资生丸。

人参三两　白术三两　茯苓一两半　炙甘草五钱　炒山药一两五钱　炒薏苡一两半　炒扁豆一两半　炒莲肉一两五钱　炒芡实一两五钱　炒麦芽一两　陈皮二两　山楂二两　白蔻仁三钱五分　藿香叶五钱　川黄连三钱　桔梗五钱　炒泽泻三钱半

上药细末，炼蜜丸，如弹子大，每丸重二钱。用白汤或清米汤、橘皮汤嚼化下。忌桃、李、雀、蛤、生冷。

太阴病，临床上以脾阳虚证和脾气虚证，或更兼夹痰湿不化的为多见。但也有一些太阴病，是脾气虚，再兼脾阴不足的情况。脾胃久虚，饮食不香、运化不及，或再兼久泻不愈，耗损元气、阴液，易继发脾阴不足之证。中医认为：阳化气，阴成形，脾又主肌肉，如果脾胃久虚，化生气液（气血）不足，则可见肌肉羸瘦、潮热汗出、手足心热等阴虚见症，常见于消化不良、慢性腹泻、小儿疳积等病症。其治疗，应在健脾益气的基础上，加入甘平滋润之品，以养脾阴、长肌肉。养脾阴的代表药物有：山药、扁豆、莲子肉、芡实、薏苡仁等。

●论山药的性味功效

山药为养脾阴的代表药，因其性味平和、补力功著，而被历代名家所推崇。张锡纯言其“色白入肺，味甘归脾，液浓益肾，能滋润血脉，固摄气化，宁嗽定喘，强志育神，性平可以常服多服”，并认为山药生用效果更佳。

山药，性味甘平，色白多汁，又有固涩之性，归脾、肺、肾经。其功效有如下三点。

（1）入脾经，气阴双补，健脾益阴止泻。脾虚失固，易有腹泻，久则耗气伤阴。山药益气补阴，兼有固涩之性，可健脾益阴止泻。内伤病，若脾胃虚弱，需长期服用山药者，宜配鸡内金，使补而不滞。外感病，过用寒凉药致脾胃受损，成滑泄之症者，兼有外感之热，可用滑石配山药，清热与固脾并行。

（2）入肾经，补养肾阴，固涩下元，定喘止泄。肾阴耗竭，阴不敛阳，在上则见大喘大汗，身热劳嗽，在下则见下利滑泻，小便失禁，脉常见浮细数，山药液浓质黏，可填补肾阴，故张锡纯常重用山药，以填补肾阴而止泻定喘。若肾阴虚有热者，亦可配滑石。

（3）入肺经，补益气阴，取其培土生金之意。与麻黄、苏叶搭配，治疗素有肺气阴亏虚而外感表邪不解的情况。因麻黄发散力峻，故体质稍强者可用麻黄配山药，体质弱者则以苏叶配山药。

针对这类脾胃气虚，兼脾阴亏虚的太阴病，轻证，可用参苓白术散治疗；重者，可用资生丸治疗。

●参苓白术散证的解析

参苓白术散证，主因脾虚泄泻，损及脾阴，造成脾气阴两虚，饮食不进，消瘦羸弱，故以脾虚泄泻为辨证要点。本方在四君子汤的基础上，加入莲子肉、山药、白扁豆、薏苡仁四药，补脾阴、长肌肉，兼可敛阴止泻；加桔梗载诸药上浮，助脾胃宣布精微，还可培土生金。应用时常加陈皮理气开胃。

临床上，本方主要用于治疗：①消化不良、慢性腹泻、小儿轻度疳积等多种消化系统疾病；②各种慢性虚损性肺病久不愈者，用本方益气养阴，培土生金。其方性味平和，补养气阴，是大病瘥后常用的调补妙方。

●资生丸证的解析

资生丸，是在参苓白术散的基础上加味而成，加入芡实补脾阴，加入山楂、麦芽、陈皮、神曲，消食导滞、开胃进食，加入藿香、豆蔻，芳香化浊。因脾虚湿困，湿郁化热，易见大便黏臭不爽、口臭、苔黄等，故反佐黄连一味，以清热燥湿。若手足心热、潮热盗汗，属阴虚内热者，可易为胡黄连。

原方主治妊娠三月习惯性流产，因其培养后天、稳固胎元之效。临床上，常用于治疗脾胃虚弱导致的各种功能衰减症，如纳谷不馨、呕吐泄泻、形衰体弱等，还可用于小儿疳积重症。

●谈疳积的治疗

疳积，是以精神萎靡、面黄肌瘦、毛发焦枯、肚大筋露、纳呆便溏为主要表现的儿科病证，多见于1～5岁儿童。疳积，多因乳食喂养不当或慢性腹泻、肠道寄生虫等病久不愈，损伤脾胃，纳运失职，气血生化乏源，不能濡养脏腑所致，是脾虚与积滞并存之病，故宜攻补兼施。小儿疳积的治疗，宜先刺四缝穴，四缝穴为经外奇穴，具有消积除疳，开胃健脾之功，是小儿疳积的特效穴。用三棱针点刺四缝穴，放出黄黏稠血水或白色液体后，再予资生丸或参苓白术散加减培育后天，补养气阴，开胃进食。

●医案举隅

医案一：空洞型肺结核案

堂伯母汪某，74岁，2012年底就诊。

病史：2012年患空洞型肺结核，因其有甲减病史，素来体质特别虚弱，不能使用抗结核药物治疗，拖延至2012年底。春节假期我回家，堂兄来请诊。伯母骨瘦如柴，卧床不起，头靠床边，不断有大量白色黏稠痰涎，床边地下积有大堆草木灰，以及时掩盖痰液。因久病虚弱，故痰液在口边无力吐出，须堂伯父戴手套帮她掏出。患者已经多日吃不下饭，完全没有力气坐起，稍动则气短、气喘，痰多、色白、黏似鼻涕、带黄色，有咸味，无力咯出。

辨证：

1. 咯吐大量白色稠黏痰，为上焦痰浊壅盛。

2. 久病虚弱，动则气短、气喘，痰带咸味，无力咯出，为下元亏虚，肾不纳气。

拟方：苏子降气汤合人参蛤蚧散加黄芩、百部、白及。

方解：方用苏子降气汤化痰降气，合上人参蛤蚧散培补下元，因痰色带黄，佐少许黄芩清肺热，加入白及、百部抗结核。

复诊：患者间断服用此方，效佳。次年清明节我返家时，她已经基本康复，能自己步行到我家中，精神状态、体质明显好转，气喘、咯痰均无。但仍有乏力，身体偏瘦。

辨证分析：人瘦，纳差，乏力，空洞型肺结核病史，考虑为脾气阴不足，拟用参苓白术散，健脾益气、补土生金。因肾为气之根，故合用人参蛤蚧散，补肾纳气、金水相生，仍加百部、白及、浙贝继续抗结核治疗。

拟方：参苓白术散合人参蛤蚧散加白及、百部、浙贝。

结果：此方服后据其二儿反映，效果明显，患者食欲增进，生活自理如常人。后因在家中意外摔倒，颅脑外伤出血而去世，殊为可惜。

岳美中医案：体质羸弱

戈某，女性，12岁。因其母体弱多病，晚生此女，先天不足，累及后天，从襁褓时即发育不够好，直到现在，身矮肌瘦，稍一动作即感劳累气短，懒于玩耍，且目力非常衰弱，一读书写字，不超过10分钟，即感觉目抽而痛，因之休学。在沪治疗一个时期，无效，于1973年11月初来北京就诊。切其脉虚软，舌淡，面色㿠白，目白睛过白，大便有时不成条，食极少，每顿不过半两许。认为是脾胃不足，并无其他疾患。为治疗这种功能衰减，资生丸以培养后天之本。

处方：资生丸加减。

人参45g　茯苓30g　白术45g　山药30g
薏苡仁22.5g　莲子肉30g　芡实22.5g　甘草15g
陈皮30g　麦芽30g　神曲30g　白豆蔻12g
桔梗15g　藿香15g　川黄连6g　砂仁22.5g
白扁豆22.5g　山楂22.5g

此方原为丸剂，微嫌蜜丸稍碍消化，改作煎剂用。共为粗末，每次

6g，煎2次合在一处，午、晚饭后1小时左右各服1次。

结果：服20天后，即食量大增，一月后，每餐可进三两，面色红润，精神焕发，喜玩乐动，目力亦见强，能看书写字持续半小时以上。因令她坚持服下去，并请眼科为诊视目疾，云系远视眼，因营养不足所致，可配眼镜以帮助目力，未予开药方治疗。

岳美中医案：肝炎

老人某，男性，七十岁，干部。1973年10月底初诊。

问诊：患者体弱，患肝炎。脘胀，食欲不振，纳少，心下胀满，午后心下痞硬，嗳气不止，大便稀薄，肝功能不正常。服西药反应多，因只服中药，已半年余，药后则脘胀稍舒，不多时胀满又起，且逐日加重，体力不支，有碍工作。

舌诊：舌苔白而润。

脉诊：脉濡而无力，右关沉取欲无，左关稍弦。

辨证分析：

1. 心下胀满，午饭后胀更甚，嗳气多，间有矢气而不畅，是肝脾不和之象。

2. 而脾虚尤为主要矛盾。因脾虚日久，食量特少。

诊视后，索视以前所服方剂，则理气降逆之品居多且量亦大。余思此证既属肝脾同病，而脾之生理日见减退，致失健运之力，不能输布精液灌溉全身，理宜先补脾胃以扶持其本，使脾的运化功能有所恢复，食香而多，则不理虚气而虚气自无从而生，胀满自无从而起。且久病虚弱，治宜顾护正气，而理气降逆之品，均具耗散克伐之性，愈开破则正气愈虚，正气愈虚则胀满愈甚，因而开破之药，势必由小量而增至大量，大量开破，脾气愈虚，互为因果，病患缠绵，日见沉重，是势所必至、理有固然的。因此治疗需要注重培本，取补脾之法，稍佐理气降逆，以消除当前之胀满，并推动补药之运行，古方资生丸，适为的对之方。

唯虑现在脾胃无力，进少量饮食，尚不能清化吸收，若投大量药剂，反给脾胃增加负担，欲扶之适以倾之。拟小量缓投，守方不变。

拟方：处资生丸方，改为粗末，每9克作1天量，煎两次合一处，分温服。

结果：隔两日一复诊，观察病情有无变化。一周后，嗳气减，矢气多，胀满轻，时间亦缩短，脉沉取较有力，舌苔少，纳食由每餐一两增至二两。患者非常高兴。续服原方半月，脾虚基本痊愈，肝功能检查亦有所改善，回原工作岗位。嘱仍服原方一个时期，以巩固疗效。

按：本方是缪仲醇在《和剂局方》参苓白术散上加味而成，作者原意取《易》“大哉坤元，万物资生”而命名。方中以参、苓、术、草、炒扁豆、炒薏苡仁之甘温健脾阳，以芡、莲、山药之甘平滋脾阴，是扶阳多于护阴，用补脾元提脾气。并以陈皮、曲、楂、麦、砂、蔻、桔、藿调理脾胃，黄连清理脾胃，且用小量，能有苦味健胃作用，是重在补而辅以调，多寡适宜，补通得当。

本方用治纳食少而不馨之脾虚证，效果良好，尤宜于老年人；古人用治妊娠3～5月习惯性坠胎者，亦治妊娠呕吐，都是从固脾元着眼。

第五节　归芍六君子汤证、归脾汤证
——脾胃气虚，兼肝血虚

脾胃气虚日久，纳运失职，气血生化乏源，可致肝血不足；或者肝血本虚，兼有脾虚不运。肝血亏虚，则肝气易郁。肝郁脾虚，则肝木必乘脾土，即土虚而木乘。治疗此类病证，宜健脾益气，养血平肝，肝脾同调。代表方如：归芍六君子汤、归脾汤。

●归芍六君子汤

当归　白芍　人参　茯苓　白术　炙甘草　陈皮　半夏

●归脾汤原文（《正体类要》）

主治：跌扑等症，气血损伤，或思虑伤脾，血虚火动，寤而不寐，或心脾作痛，怠惰嗜卧，怔忡惊悸，自汗盗汗，大便不调，或血上下妄行，其功甚捷。

白术　当归　茯苓　炙黄芪　龙眼肉　远志　炒酸枣仁各一钱　木香五分　炙甘草三分　人参一钱

上药加生姜、大枣，水煎服。加柴胡、山栀、丹皮，即加味归脾汤。

●归脾汤证的解析

归脾汤证的常见成因有二：一是久病成劳，或因外伤，耗损气血；二是思虑伤脾，暗耗心血。**归脾汤证，气血亏虚较重，尤以心肝血虚为突出特征**。结合原文主治，血虚不濡，故有心脾作痛。心肝血虚，心神失养，故有寤而不寐，怔忡惊悸，自汗盗汗。脾胃虚弱，故有怠惰嗜卧，大便不调。脾虚不能摄血，心肝血虚内热，故见血上下妄行诸症。

归脾汤中，用当归、枣仁、龙眼肉，重在养血安神。用四君子汤加黄芪健脾益气升阳，黄芪配当归为当归补血汤，益气而生血尤速。茯苓易为茯神，配伍远志化痰宁心。加木香理气醒脾，补而不滞。加生姜、大枣，调和脾胃，以资化源。全方合而养血宁心安神、益气健脾开胃，应用时常加陈皮行气和胃，防止壅补之弊。

归脾汤常用于治疗：①因忧思伤脾或久病虚损，而出现的肝脾两虚证，尤其以心肝血虚为突出者，临床上常见不寐、心悸、健忘等症；②因脾气虚所致的脾不统血证，常见尿血、便血、崩漏、皮下出血等症。

归脾汤证，为肝脾两虚，气血亏损之证，故患者多有面色无华，精神萎靡，舌淡唇淡，左右脉俱弱等客观指征，用归脾汤补养气血、两调肝脾，最为合适。

黄芪性温而升，易助肝热，如果肝经有郁热时，要慎用。确实需要使用黄芪时，宜配陈皮理气消滞，同时加入柴胡、栀子，发越肝胆郁火，或与丹栀逍遥散，交替服用，避免助热壅滞之弊。

●医案举隅

医案一：心慌乏力

我用归脾汤治疗的第一个患者是一位老太太，因老伴癌症去世悲伤过度，逐渐出现了心慌、乏力、抑郁、失眠、食欲不振，我辨为脾气亏虚、心肝血虚，就开了归脾汤原方原量。由于老太太心慌乏力明显，我给用的人参，效果出奇的好，患者服药一剂，就感觉心慌、乏力、失眠诸症均见好转，人的精神状态也随之改善，心态乐观了。我认为八十年代以前的人参补力较强，所以健脾益气、生血安神的作用明显，她找我看病几次就基本痊愈。几年后，有一次我在路上遇到她，发现她整个人皮肤白里透红，白嫩细腻，精神气色很好，人明显也长胖了。

医案二：胃炎

卢某，女，53岁，2018年11月17日初诊。

病史：①慢性胃炎；②贲门息肉术后；③子宫肌瘤；④肾囊肿。

问诊：神疲乏力，极度怕冷，下肢甚。纳差，胃胀，不知饥。多言觉乏，气短。疲劳时心慌。久蹲起身即头晕眼花。晨起反酸、口黏，时口苦，无烧心。大便时臭，不畅，须用开塞露通便，矢气、嗳气得舒。性急，经前乳胀。末次月经8月份，月经色黑有血块。

脉诊：右寸浮弦芤软，关弦芤软弱，尺沉弦芤软。

左寸细弱，关弦长芤软。

望诊：人干瘦，面黄，指甲竖纹多，舌淡红胖大，苔薄白腻。

腹诊：两胁、两腰胁喜叩，上脘压痛明显，里急作痛，可扪及腹主动脉搏动。

辨证分析：

1. 右关弦芤软弱，面黄，舌胖大苔薄白腻，慢性胃病、贲门息肉史，神疲乏力，纳差，不知饥，多言觉乏，气短，疲劳时心慌，久蹲起身即头晕眼花，为脾胃气虚。

2. 右尺沉弦芤软，肾囊肿，极度怕冷，下肢甚，兼有肾阳不足。

3. 左关芤软，人干瘦，指甲竖纹多，两胁、两腰胁喜叩，上脘压之里急作痛，为肝血亏虚。

4. 左关带弦，胃部炎症，胃胀，反酸，口黏，时口苦，矢气、嗳气得舒，大便时臭，不畅，性急，经前乳胀，为血虚气郁，肝胃不和。

5. 上脘压痛明显，子宫肌瘤，既往月经有血块色黑，为血分瘀堵。

6. 目前重在恢复脾胃运化功能，增强纳运，化生气血，善后用归脾汤。

拟方：归芍六君子汤去半夏加龙眼肉、生姜、大枣。

当归 20g	白芍 15g	党参 10g	茯苓 10g
生白术 10g	炙甘草 6g	陈皮 6g	龙眼肉 15g
黄连 1g	吴茱萸 3g	生姜 10g	大枣 30g

附片 15g　　三棱 6g　　莪术 10g　　煅瓦楞子 30g

7剂，颗粒剂，日1剂，分2次服。

2018年11月24日二诊：服上方7剂，上半身已不怕冷，胃胀减轻，无反酸，口黏减。下半身仍怕冷，下肢酸软膝重，胃纳未复（脾胃恢复非几日之功，不可着急），后背痒，晨起眼睛有血丝，眠差，1点多醒，烦躁。

脉诊：右脉弦芤，尺沉弦芤软。

左脉浮弦芤软。

望诊：舌暗红胖大边有齿印，苔薄腻，面色苍白少华。

辨证分析：左脉浮弦芤软，晨起眼睛有血丝，眠差，夜间1点多醒，烦躁，后背痒，为肝血亏虚的表现。虽有脾胃虚弱、生化乏源，然目前肝血虚明显，不宜用归芍六君子汤补脾气兼养肝血，宜用归脾汤补气与养血并进，恢复脾胃功能，化生气血。

拟方：归脾汤合左金丸加陈皮加减。

生黄芪 15g　　生白术 10g　　炙甘草 6g　　茯神 10g

远志 10g　　当归 30g　　龙眼肉 15g　　酸枣仁 15g

人参 10g　　木香 6g　　生姜 10g　　大枣 30g

郁金 10g　　黄连 3g　　吴茱萸 1g　　陈皮 6g

7剂，颗粒剂，日1剂，分2次服。

结果：服药后精神、睡眠均明显好转，继续以归脾汤进退。

医案三：月经过多

徐某，女，47岁。2007年4月6日初诊。

问诊：月经量多、血块多、色暗红、经期延长，白带多，色黄，腰酸痛，乏力，纳可，大便次数多。

望诊：舌淡红偏暗，苔薄白。

脉诊：右脉缓。

左脉沉细。

辨证分析：

1. 右脉缓，舌淡红苔薄白，乏力，经期延长，白带多，乏力，大便次数多，为脾气虚失摄。

2. 左脉沉细，长期出血，腰酸痛，为阴血亏虚。

3. 舌偏暗，月经血块多、色暗红，兼有胞宫瘀阻。

拟方：归脾汤出入。

党参 15g	生黄芪 30g	白术 15g	当归 10g
茯神 10g	广木香 5g	山药 30g	远志 10g
酸枣仁 20g	煅龙牡各 15g	川芎 10g	炙甘草 5g

结果：服 5 剂后，诸症缓解，下次月经周期恢复正常，嘱续服数剂巩固疗效，后随访未复发。

医案四：崩漏

漆某，女，50 岁。2007 年 6 月初诊。

问诊：头晕，乏力，心悸，眠差，漏血日久，月经量少色红质稀，常有口唇干裂疼痛，二便可，手心烦热，曾有中风偏瘫。

望诊：舌质淡红，苔薄浮黄，面色晦暗萎黄。

脉诊：两脉弦略芤。

辨证分析：双脉弦芤，舌淡红苔薄，面色晦暗萎黄，口唇干裂疼痛，头晕，乏力，心悸，眠差，漏下日久，月经量少色红质稀，手心烦热，为冲任虚损，气不摄血，阴虚阳浮。

拟方：归脾汤合胶艾汤出入。

党参 15g	黄芪 30g	当归 10g	白术 10g
炙甘草 5g	地榆 30g	广木香 5g	生龙牡各 15g

茯神 10g	龙眼肉 15g	远志 5g	炒酸枣仁 20g
阿胶 10g	炮姜炭 5g	艾叶 10g	醋半杯

7 剂，水煎服，日 1 剂，分 2 次服。

二诊：服上方诸症好转，仍头晕，月经夹血块色暗，为瘀血停滞，加用失笑散：生蒲黄 10g，五灵脂 10g，制香附 20g，去艾叶、阿胶。

三诊：经血已止。面色晦暗，萎黄，晨起头晕，乏力，易汗出，大便干结，小便清利，近日外感，鼻流清涕，微恶心，纳差，舌质淡红，苔中根浮黄腻浊，脉左寸浮关弦尺沉，右弦弱，仍拟前方去龙眼肉，加苏叶、藿香、焦三仙各 10g。

四诊：唇干裂，月经至，量多有块，贫血，舌淡红苔中根黄浊腻，脉缓尺弦，思考前三诊以归脾汤为主，调补气血以治漏下。目前月经量多有血块，两尺弦，面色晦暗，考虑有冲任虚寒，瘀血阻滞，气血亏虚的病机。

拟方：温经汤出入。

吴茱萸 6g	桂枝 6g	川芎 10g	当归 15g
赤芍 10g	丹皮 10g	生姜 3 片	半夏 15g
麦冬 30g	党参 10g	阿胶 10g	

7 剂，水煎服，日 1 剂，分 2 次服。

结果：此方服后，月经止，诸症痊愈，嘱其继续以归脾丸巩固，后随访月经规律。

医案五：眩晕、心悸

徐某，女，47 岁。2007 年 2 月 22 日初诊。

问诊：头痛头晕，眼花，心悸，梦多，纳可，便溏。

脉诊：弦细弱。

望诊：舌淡红，苔薄少。

辨证： 脾不统血，心肝血虚。

拟方： 归脾汤出入。

党参 15g	黄芪 30g	白术 10g	炙甘草 5g
白蒺藜 10g	广木香 5g	龙眼肉 15g	炒酸枣仁 15g
茯神 15g	蔓荆子 10g	远志 10g	川芎 10g
当归 15g	白芍 10g	柴胡 5g	

5剂，水煎服，日1剂，分2次服。

结果： 服此方1剂即效，5剂服完，头晕心悸明显缓解，继续以此方加减巩固。

医案六：甲状腺癌术后

申某，男，37岁，2019年4月13日，16诊（此诊显效且典型，若前15诊均录，篇幅长且与于主题无关）。

病史：

1. 2016年7月发现甲状腺癌并行全切手术，碘131放疗，未化疗，后发现淋巴结转移，2016年11月再次手术，术后长期服优甲乐2片/日。

2. 乙肝小三阳。

3. 职业为教师，未婚，工作压力大。原饮食喜肉喜咸，生活不规律，多熬夜。

问诊： 性急易怒，大便溏黏臭、不畅。小便多、色白。神疲乏力，午后加重。头晕目眩，走路不稳。眠差，夜间2~5点易醒。

脉诊： 右寸沉细，关沉细弦缓，尺沉细缓弱。

左沉细弦带滑，寸沉细弱，关沉细弦带滑，尺沉细弦较有力。

望诊： 皮肤淀粉样病变，舌淡红胖大边有齿印，苔白腻，面偏暗，下肢肌肤甲错，皮肤粗糙。

腹诊： 阴性。

辨证分析：

1. 右寸关沉细弱，舌淡红胖大，苔白腻，甲状腺癌术后，神疲乏力，午后加重，为肺脾气虚。

2. 左脉沉细，乙肝小三阳，性急易怒，头晕目眩，走路不稳，眠差易醒，皮肤粗糙、淀粉样变，长期熬夜，长期服用优甲乐，为心肝血虚郁火。据 1、2 两点，辨为归脾汤证。

3. 长期嗜食肥甘厚味，大便溏黏臭而不畅，兼有胃肠湿热（香连丸证）。

4. 右尺弱，面黑，小便频、色白，兼有肾阳不足，加菟丝子、巴戟天。

拟方：归脾汤加香连丸出入。

党参 10g	黄芪 10g	白术 10g	白芍 15g
茯神 10g	木香 3g	酸枣仁 15g	龙眼肉 10g
炙甘草 6g	生姜 10g	大枣 15g	当归 10g
郁金 10g	远志 6g	黄连 3g	巴戟天 15g
菟丝子 15g			

7 剂，颗粒剂，日 1 剂，分 2 次服。

嘱：减优甲乐至 1.5 片 / 日。

结果：服 4 剂，自觉诸症大减，精神舒畅，头目清亮，继续调理治疗。

第七章

补中益气汤类方
——脾胃元气虚而下陷

第一节　东垣学说概述

一、东垣学说的时代背景

东垣学说的产生有特定的时代背景。由于多年的战乱，百姓流离失所，饱经风霜，温饱难继，劳役过度，劳苦大众普遍都有脾胃内虚，风寒（或夹湿）外困等病因，故病症多虚实互见，病机错杂。当时的医者，按照传统的治疗方法，无法较好地治疗这类病症，于是，东垣学说应运而生。

李东垣深究《内经》，结合师传张元素的经验，他认为：脾胃元气虚损是此类疾病产生的根本原因，继而乃有中气下陷、阴火上冲、湿浊不化、湿热困阻、五脏失养等种种变证，因此创立了以补元气、升清阳、散阴火为主的学术体系，“脾胃学说”自此独树一帜，对后世中医影响巨大。

东垣生平著述较多，存世而广为流传的有《内外伤辨惑论》《脾胃论》《兰室秘藏》等，其中，《脾胃论》是东垣晚期的作品，理论体系最为成熟，在中医古籍中占有极其重要的位置。

二、东垣学说的核心内容

1. 元气与脾胃的关系：元气，《内经》称为“真气”，《难经》称为“原气”，是人身立命之根本。《脾胃论》言，“真气又名元气，乃先身生之精气也，非胃气不能滋之”“脾胃之气既伤，而元气亦不能充，而诸病之所由生也”。故先天元精之气，虽为人命之根本，是火种，但必赖后天脾胃化生之气血，不断补充与滋养，才能生生不息，火焰不灭。所以人生之后，**脾胃乃后天之本，也是滋助先天元气的主要来源**。凡因饮食不节、形体劳役、精神刺激等导致脾胃受损者，则元气日渐虚弱，诸病丛生。

从严格意义上讲，人身先天之元气，分配于五脏，才有五脏之元气。最初脾胃之元气，也是先天之元气输注于脾胃所生。但是，人生之后，脾胃有不断进食五谷，化生气血的功能，反过来可滋养五脏六腑百骸之元气。因此，脾胃中气，就是脾胃之元气，是全身元气之本。脾胃中气虚，人身元气必虚，故内伤杂病治疗，应首重脾胃。

东垣学说，系统论述了脾胃元气虚之后，容易出现的继发病机及病症表现。如中气下陷，易有泄泻、脱肛、气短乏力等病症；清阳出上窍、发腠理、实四肢，如清阳不升，易有头昏目眩、耳鸣失聪、怠惰嗜卧等清窍失养的病症；中气下陷，脾不升清，化生气血不足，进而导致五脏六腑气血不足，五脏虚损受病，病症百出。

2. 阴火论：东垣认为，“火与元气不两立，一胜则一负”。东垣认为的“阴火”，实质上是因脾胃元气下流于肾，逼迫下焦胞络之火，离位上乘所生。结合临床实践，我们认为“阴火”的主要成因有三：①脾胃气虚而下陷于下焦，与下焦阳气重叠，下焦阳气（相火）被压闷郁滞，不得升展，郁而化火上逆；②或兼情志不遂，肝郁血虚，肝气郁而化火，引动下焦相火上逆；③外冒风寒湿邪，郁遏脾胃清阳，郁遏肝胆阳气，导致阳气郁而化火，从而引动下焦相火上冲。东垣总结阴火的常见临床表现为：气高而喘，身热而烦，脉洪大，头痛，口渴等，不一而足。总之，临床上，只要见在脾胃元气虚的基础上，又有阴火上冲的一二表现，就可以考虑从东垣法论治。

3. 内外合邪，湿浊不化：“邪之所凑，其气必虚”，脾胃元气虚弱，土不生金，肺气必弱，卫外无力，易招致外邪，或冒受外界风寒湿邪，或吸受外界湿热邪气。脾胃元气下陷，清阳不升，水谷难以尽化为精微，部分必然转为湿浊。所以，脾胃元气内虚，常易内外合邪，湿浊不化，困阻清阳。不同于单纯的脾胃气虚内湿证，这种湿浊不化，往往包含了元气下陷、外邪困阻、阳遏化热、阳郁不升等多种病机，病症虚实兼见、错综复杂，常法难以奏效。治疗上宜分清主次，或补益元气为主，佐以风药，升发清阳、宣展阳气，或以风药开郁宣散为主，补益元气为辅，总要使清阳升发、元气充实、运化有力，则湿浊自除。

●**小结**

东垣学说的核心内容是：**脾胃是元气之本，脾胃元气虚是发病的根本原因，常继发有中气下陷，阴火上冲，湿浊或湿热不化等种种病机。**故治疗上重在补益元气、升发清阳，俾脾胃元气壮，运化有力，则湿浊自化，清阳升展，则阴火潜藏，升降有序，从而达到元气充实，五脏复常的功效。

三、简述脾胃虚的五行生克制化

中医认为，五脏之间，存在着生克制化的关系。如果脾胃元气内虚稍久，必然会累及其他内脏，从而导致他脏功能失调。如脾胃元气虚弱，脾虚不运，水湿内生，湿阻气滞，若心阳亢盛，则湿从热化，容易出现湿热中阻，心火亢盛之证，五行关系则属于火乘土；如果脾胃内虚，而肝木偏亢，则肝木易克犯脾土，属于木克土；脾土本能生肺金，若脾胃元气虚弱，日久则肺气亦弱，属于土虚不能生金；脾土本能制水，如果脾阳虚弱，不能温化水饮，必致水液泛滥，此属水侮土。

（一）脾胃气虚，心火独盛

心与小肠均属火，脾胃属土。生理状态下，正常的心火，能温助脾土之阳，以运化水谷，故曰火生土。如果心火过亢，不仅不能温助脾阳以运化，反而容易火炎于上，或下流于小肠火腑。脾气本弱，复失火助，不仅易运化不及，湿浊内生，而且易湿从热化，形成湿热相合，流注上下：上见口腔溃疡，心悸失眠，舌尖红赤，下见小便赤涩不利，此属火甚伐土。如果脾胃元气虚弱，气虚而下陷，积于下焦，气郁而化火，下焦相火与元气相合，化为阴火上逆。阴火逆上，亦表现为心火浮亢之症，相火引燃于下，也可表现为小肠火腑热涩不利之症，此属于土虚火克。前者以心火过亢为主，后者以脾气亏虚为主，均属火乘土之证。

脾胃元气虚弱，又见心火盛之证，其右关脉多为重按缓弱，轻取洪大。右关脉缓弱，为脾胃虚弱之象，轻取浮滑大（洪）为心火亢盛之象，心火亢盛见于脾胃，故为土虚而火乘土之证。其多在脾胃虚弱症的基础上，复见心火亢盛之表现，如烦躁，闷乱，四肢发热，口干、舌干、咽干，口苦，饮食汗出等。

此属心之脾胃病，治疗时宜首选黄连，苦寒以清小肠与心之火，兼燥脾湿。其次宜选黄柏、生地黄，清下焦之相火，兼滋心阴，降心火。若兼胃热过亢者，自当酌加石膏、知母，以清胃热，若兼胆火亢盛者，也宜酌加黄芩以清泄胆火。

（二）脾胃气虚，肝木克土

生理状态下，木能生土，即肝脏能分泌充足的胆汁，帮助脾胃消化食物。临床上，脾胃虚弱者，一方面可因化生气血不足，可致肝血亏虚，肝失所养，继而出现肝阳偏亢、肝气郁滞，影响胆汁的分泌排泄，反过来影响脾胃的运化，另一方面，也可因脾虚不化，湿浊内生，湿阻中焦，累及胆气不降，继而导致肝气郁滞，肝郁也会克土，最终形成恶性循环。这种因脾土内虚，继发的肝胆郁逆，克伐脾土，均属土虚木郁之木克土。

土虚木郁，木克土者，其脉多见右关脉沉取缓弱，提示脾胃元气虚弱，右关脉也兼见弦象，提示有木克土之象，并且左关脉也常见弦脉，提示肝木或郁或亢之象。其多在脾胃元气虚的基础上，复见肝经郁亢的表现，如胸胁痛，口苦舌干，往来寒热而呕，多怒，四肢满闭，淋溲便难，转筋，腹中急痛，妄见妄闻等。

此属肝之脾胃病，治宜补脾胃为主，再以柴胡、防风，升发肝之阳气，疏散肝胆郁火，并佐以白芍、甘草，酸甘以养肝阴，平肝阳。

（三）脾胃气虚，土不生金

生理状态下，脾为肺之母，土能生金。临床上，如果脾胃气虚日久，或者较重时，肺气亦会因之不足，常见气短、胸满等症。肺气不足，则宣发布散于皮毛的卫气亦不足，难以抵御外邪，故易外感风寒，变生寒热。肺脾气虚，日久必致胸中宗气虚弱，胸中大气（宗气）亦会因虚而下陷。此属土虚不能生金之证。

土虚不能生金之证，右关脉易见缓弱之中兼见浮涩之象，或右寸脉浮涩，为肺虚邪郁之象。其病，往往既见脾胃元气虚之证，又见肺气不足，复感外邪，邪郁肺气之症，如咳嗽、气短、不耐寒热等。

此属肺之脾胃病，其治宜以人参为君，大补肺脾之元气，又以黄芪为臣，补肺气，升清阳，佐以桔梗为引，引元气升提至胸中。

（四）脾胃气虚，水来侮土

生理上，土能克水，即脾土能运化水湿，防止体内水液停积。若其人脾胃气虚，甚至于脾阳亦虚，则不仅谷物难以充分运化，甚至连饮入之水液，也难以充分的气化布散，则水液停积，上泛为涎、涕、唾，下流为阴冷、阴汗，脚气，腿软沉重等表现。水饮停积，又妨碍脾阳运化，此属土虚水停之水侮土证。

土虚水停，水反侮土之证，其脉多见右关脉缓弱而沉细，因为沉细之脉，为肾水之常脉，提示水邪偏重之象。临床上，一方面，既有脾虚阳弱之象，另一方面又有寒湿水饮过多的特点，如涎、涕、唾、泪多，溺多，阴冷、阴汗等。

此属水之脾胃病。治宜君以干姜，温脾阳而化水饮，臣以白术，健脾升清，以免水饮内生。如兼肾阳亏虚，佐以附子、肉桂等，加强温肾阳而实脾阳。

第二节 补中益气汤证
——中气下陷，阴火上冲

一、病机要点

●补中益气汤原文（《脾胃论·饮食劳倦所伤始为热中论》）

若饮食失节，寒温不适，则脾胃乃伤。喜、怒、忧、恐，损耗元气。既脾胃气衰，元气不足，而心火独盛。心火者，阴火也。起于下焦，其系击于心，心不主令，相火代之；相火、下焦胞络之火，元气之贼也。火与元气不两立，一胜则一负。脾胃气虚，则下流于肾，阴火得以乘其土位，故脾证始得，则气高而喘，身热而烦，其脉洪大而头痛，或渴不止，其皮肤不任风寒，而生寒热。该阴火上冲，则气高喘而烦热，为头痛，为渴，而脉洪；脾胃之气下流，使谷气不得升浮，是春升之令不行，则无阳以护其荣卫，则不任风寒，乃生寒热，此皆脾胃之气不足所致也。

然而与外感风寒所得之证，颇同而实异，内伤脾胃，乃伤其气，外感风寒，乃伤其形；伤其外为有余，有余者泻之，伤其内为不足，不足者补之。内伤不足之病，苟误认作外感有余之病，而反泻之，则虚其虚也。实实虚虚，如此死者，医杀之耳！然则奈何？惟当以辛甘温之剂，补其中而升其阳，甘寒以泻其火则愈矣。经曰：劳者温之，损者温之。又云：温能除大热，大忌苦寒之药，损其脾胃。脾胃之证，始得则热中，今立治始得之证。

补中益气汤方

黄芪（病甚，劳役热者一钱）甘草（炙）已上各五分　人参（去节，有嗽去之）三分　当归身（酒焙干，或日干，以和血脉）二分　橘皮（不去白，以导滞气，又能益元气，得诸甘药乃可，若独用泻脾胃）二分或三分　升麻（引胃气上腾而复其本位，便是行春生之令）二分或三分　柴胡（引清气，行少阳之气上升）二分或三分　白术（除胃中热，利腰脐间血）三分

上件药㕮咀，都作一服，水二盏，煎至一盏，量气弱气盛，临病斟酌水盏大小，去柤，食远，稍热服。如伤之重者，不过二服而愈，若病日久者，以权加减法治之。

原文解读

补中益气汤，是东垣为“脾胃始得之热中证”而立的治方，“若末传为寒中，则不可用也”，意思是，脾胃元气初虚，气弱下陷，兼阴火上冲，有中焦热证（热中）者，适合此方治疗；若脾胃元气久虚，进展为中焦虚寒证（寒中）者，则不可用此方。因为中焦虚寒证，是属于太阴病之脾阳虚，寒湿不化证，若误用此方升补，容易壅滞气机，加重病情。

饮食不节、寒温失度，先伤于胃；劳倦过度，先伤于脾；情志不遂，既可郁滞气机，也易耗损元气。长此以往，易致脾胃元气虚损，这是本病证产生的主因，故临床上宜嘱咐这类患者尽量避免以上损害元气的行为。

脾胃元气虚损，中气弱则易于下陷，气陷于下焦，郁而化火，易于引动下焦相火，如是气郁之火与相火相合，发为阴火上冲，临床上可有“气高而喘、身热而烦、其脉洪大而头痛或渴不止”，还可见舌尖红赤、口干、舌干、心烦、失眠等一二见症，颇与心火证似。所言心火，本质上却是下焦相火上冲，即阴火上冲证。有关阴火证的成因，前已作详细说明，在此不再赘述。

所以，补中益气汤的核心病机是，**中气下陷，阴火上冲**。脾胃元气虚而下陷为本，阴火上冲为标。

二、方药解析

脾胃元气虚为根本原因，故治疗核心在于补助元气，参、芪、术、草为常用药物，而四味之中又以黄芪为关键。黄芪味甘性温，补肺脾之气兼可升举元气，走皮毛而固表，为君，是元气虚而下陷的首选中药。若劳役过度，元气更虚，阴火上冲更重，则倍用黄芪。臣以人参补益中气，炙甘草守中固本，生白术健脾升清。

脾胃为三焦气机升降之中枢，脾胃气虚下陷，升降紊乱，常易累及肝胆，导致肝胆气机不升，疏泄失司，也易引发阴火上冲。东垣在补气药中，加入小剂量的风药（柴胡、升麻），一能升发清阳，恢复脾运；二可行气开郁，顺遂肝胆条达之性；三火郁发之，宣散郁火。升麻、柴胡二味风药，药性各有偏重，升麻，专入阳明经，重在升发脾胃之清气；柴胡，主入肝胆经，重在升发肝胆之清气。

（关于诸风药之异同，详见后文）

脾胃气虚，运化不及，若纯用温补，极易壅气助湿化热，出现虚不受补的现象，故佐以橘皮，行气导滞，开胃助运。

脾胃气虚日久，化生乏源，阴血易亏，气弱无力行血，血脉也易不畅，故脾胃气虚者，常见血虚血滞之病机，故又加入酒制当归身，以养血活血。

全方以补益元气为主，兼以升发清阳，宣散阴火，佐以养血和血，是中气下陷兼阴火郁滞于上中焦的代表方。根据兼夹病机的不同，东垣在补中益气汤的基础上，又化裁出了升阳益胃汤、清暑益气汤、半夏白术天麻汤等经典名方。

三、辨证要点

1. 脾胃元气虚：右关脉缓弱或芤，面色萎黄，消瘦或虚胖，神疲乏力，食欲不振，食不消化，腹胀便溏，四肢怠惰不收，气短等。

2. 中气下陷，清阳不升：头目眩晕，久泄，脘腹重坠，二便频数，脱肛，子宫下垂，胃下垂，胸闷，心悸等。

3. 阴火上冲：两脉可见浮弦滑芤，两颊浮红，气高而喘，身热而烦，口渴，心烦，失眠，舌尖红赤等。

四、关于东垣方用量的思考

东垣方的药味多，用量小，构思精巧，临床运用时往往容易忽视这一关键点。《脾胃论》立足于“内伤脾胃，百病由生”，脾胃元气虚是发病的根本原因，脾胃久虚，无力运化水谷精微，故胃呆纳少、脘闷腹胀为常有见症。连日常食物也难以吸收，更何况偏性较大的中药？

所以，对于脾胃元气久虚的患者，多有虚不受补的状态，若每日吞服大剂煎药，只会给脾胃增加负担，加重病势发展，所谓“欲速则不达”。

对于这类慢性虚弱性疾病，唯有小剂量缓缓扶持，一是减轻脾胃负担，四两拨千斤，慢慢恢复身体机能，达到从量变到质变的神奇功效；二是防止大剂壅补，助湿生火，燥伤阴血。

当然，临床运用时，应视其脾胃元气强弱而决定用药的剂量，不可胶柱鼓瑟。原则上，**脾胃元气越弱者，则药物剂量应越小**。以补中益气汤为例，如脾胃元气尚支者，则原方 1 钱可按 10g 算，服后如有明显不适者，除了辨证有误之外，还应考虑是否有虚不受补的因素，我的体会是，这种情况下，往往将原方用量减少，反而会收到意想不到的良效。

五、医案举隅

医案一：胃癌晚期

某市人大副主任，脸色黄暗，患慢性十二指肠溃疡十余年，近来黑便，经过西医治疗无效，找我诊治，我辨证为脾不统血，先拟方归脾汤10余剂内服，无效，后改用黄土汤治疗，仍然无效。据我多年经验，这两个方对于常见脾不统血的便血证，多少会有点效果的。此人服后毫无效果，感觉病情不轻，故建议患者进一步检查，遂前往武汉检查，确诊为胃癌晚期，规律行化疗治疗。

患者经多次化疗后，身体极度消瘦，呈癌症恶病质，毫无食欲，恶心呕吐，不能进食，每天只能靠输营养液维持。患者决定仍然找我看诊，从楼下至4楼，爬楼足足花了半个多小时，刻下症见：极度虚弱，气短、气喘，言语低微，听力下降，纳差甚，恶心呕吐。元气亏虚可见一斑！我为他切脉，见双脉浮弦劲有力，毫无缓和之感，患者如此虚弱，双脉却弦劲如此，这就是中气衰败，毫无胃气之象。我当时就用补中益气汤，补益中气，同时合香砂六君子汤，开胃健脾。当时，每味药用量都很轻，黄芪用了15g，其他各药3～9g，并告诉家属和我科主任，此时患者病情极危重。然而患者服药3剂后，病情大有转机，精神、食欲明显好转，乏力减轻，第二次复诊时，切脉见六脉沉弱无力，露出本虚的真相。因为当时我即将要去攻读研究生了，科主任催促我赶快给他治好，我为求速效，将原方药量加倍，开药5剂，结果就出大问题了，这次服药后，患者再次出现了恶心呕吐，乏力加重，身体又现极度虚弱的情况。无奈之下，再次接我去他家里会诊。此次，其双脉又出现浮弦劲有力之象，我已经感到无能为力，故推荐我院两位高年资中医会诊，仍然毫无寸效。

反思：我曾反复思考此病，并请教南中医多位教授，无人解释得清楚此种变化。后来我在与同学交流时，终于恍然大悟，原来这就是中气衰败，虚不受补的情况！原方将黄芪等加大剂量后，升补太过，是拔中气欲断之根；脾胃元气虚败，呆补壅滞，虚不受补，所以加大剂量后，反而加重了病情。后来，也经历过类似的病证，发现对于中气衰败的危重患者，必须先固守中气之根，同时只能小剂量补益，否则过于升散，呆补壅滞，必然虚不受补，反败中气之根。尤其黄芪不能大量，否则过于升散，必有危险！后来临床时，我特别注意这一点，发现对于脾胃虚弱的患者，小剂量用药的疗效，远远优于大剂量。此后又治疗多例食道癌患者，借鉴这个经验，都取得了很好的疗效。

医案二：多源性室性早博

刘某，女，40岁。

问诊：患者心慌近20年，最初发病时心电图示窦性心动过速，病因不明，当时考虑病毒性心肌炎可能，但未能明确诊断。之后每遇劳累或感冒则出现心慌症状，2年后窦性心动过速发病减少，逐渐变成室性早搏，约10年后转为多源性室早，窦性心动过速消失。近5年来室早频发，部分三联律或二联律，劳累或情绪变化后，症状明显加重。该患者为医务工作者，因该病诊断不明确，且病情时轻时重，故一直未用药物干预。近日因工作劳累，心悸乏力明显加重，前来我处就诊。其述心慌诸症晨起时最为严重，至中午时可以明显缓解，晚间症状也不甚重。纳寐佳，二便调。心电图示频发多源性室性早搏，部分呈二联律。

望诊：形体适中，性格开朗，面色红润，舌淡红、苔薄白而润。

脉诊：脉沉无力。

辨证分析：患者病程日久，每遇劳累或感冒则出现心悸乏力症状，脉沉无力，辨证为中气不足、心失所养。

拟方：补中益气汤。

红参25g　　黄芪20g　　陈皮15g　　白术15g

升麻5g　　柴胡5g　　炙甘草10g　　当归10g。

两剂，颗粒剂，日1剂，分2次服。

结果：服1剂后心悸乏力明显改善，工作状态近于常人。2剂后心律恢复正常，乏力消失。半年后随访，述每逢劳累时心律不齐仍存在，但已不甚严重，乏力亦不明显。数年后，工作环境改善，前症完全自愈，随访未复发。

医案三：痛经

郑某，女，35岁。已婚，平素体质较壮。

问诊：自初潮起，每逢月经临潮腰痛殊甚，夜难以寐，腰腹喜温喜按，持续2～3天才能缓解。月经量多，色稍暗，有大量血块，每次月经持续1周多，经期伴有明显乏力和一过性腹泻，腹泻不甚重，大便每日3～6次不等，大量质稀不臭，量不多或中等。腹泻时无腹痛等症，经净则痛止泻停。患者曾多次使用中药治疗，因经血夹大量血块，血色偏暗，考虑为瘀血所致，曾多次使用活血化瘀中药，或兼有温经散寒药，均未见效。

望诊：舌淡红、苔薄白而润。

脉诊：脉沉弱无力。

辨证分析：患者月经血块多，颜色稍暗，痛经，胞宫瘀堵无疑，但应用活血化瘀药无效。观其脉沉弱无力，经期乏力明显、腹泻、腰腹部喜温喜按，考虑为脾胃气虚，气虚不能行血而留瘀，是以气虚为本，血瘀为标。

拟方：补中益气汤。

党参15g　　当归15g　　生黄芪15g　　陈皮15g

白术15g　　甘草10g　　升麻5g　　柴胡5g

茯苓25g

14剂，颗粒剂，日1剂，分2次服。

结果：于下次月经前1周服用前方至经净止，共服用2周中药。服后痛住泻止，乏力大减，仅稍有腰痛不适。之后再未出现痛经等症，随访多年未再发。

医案四：癌性发热案

万某，女，55岁。

问诊：阴道癌术后3年，直肠浸润，肛门改道，原肛门部位仍有坠胀感，改道瘘口处疼痛，疲劳乏力，口干欲饮，20天前一度发热，最高达38.5℃，连续3天未予处理，发热自退，腹部有时隐痛，近日发热又起，腹部仍有隐痛，困倦嗜睡，尿频量少，大便偶有稀溏。

望诊： 舌质淡稍暗苔薄黄。

脉诊： 脉细。

辨证分析：

1. 脉细，阴道癌术后，神疲乏力，大便稀溏，肛门坠胀，舌质淡暗，尿频，为元气虚而下陷。

2. 术后发热，一方面有元气下陷，阴火上冲的因素，另一方面直肠浸润，瘘口处疼痛，体温38.5℃，腹部隐痛，也有下焦瘀毒不清的因素。

3. 综上，辨证为中气虚而下陷，下焦瘀毒不清，治宜甘温益气，兼以清化瘀毒。

拟方： 补中益气汤加减。

太子参10g　白术10g　当归10g　党参10g
女贞子10g　旱莲草10g　失笑散（包）10g　柴胡10g
生黄芪15g　生薏苡仁15g　仙鹤草15g　鸡血藤15g
八月札12g　蛇舌草20g　半枝莲20g

14剂，颗粒剂，日1剂，分2次服。

结果： 2周后复诊热退，诸症缓解。

按语： 脾胃为后天之本，气血生化之源，脾胃虚弱则谷气不盛，阳气下陷阴中，故见其发热，恶性肿瘤术后或化疗后多见。临床见症以体温时高时低，或低热不退为特点，伴有周身乏力、食少懒言、心悸气短、大便溏烂难以成形，舌胖嫩有齿痕，脉沉细无力。

宜补中益气、甘温除热，方用补中益气汤加减。俾脾气健运，清阳上升，气机通畅，枢机运转，阴火下潜，发热自退。

医案五：血尿

李某，女，58岁。

问诊：粉红色血尿8年，曾怀疑是丝虫病，给予海群生等药治疗无效。曾在湖北武汉、黄石、黄冈、鄂州等地中西医治疗，均无效果。以前是1年数次发作，持续数天后可自行缓解，以后逐渐发展至每月1次，持续10余天，方能自行缓解。刻下：尿血，不伴有尿频、尿急、尿痛，腰酸痛、腿软、乏力、纳食差、大便成形、睡眠可。

望诊：舌淡红、苔薄白。

脉诊：脉偏大而弱，尺脉沉细弱。

辨证分析：患者脉偏大而弱、尺脉沉细弱，血尿，兼有腰酸软、舌淡红、苔薄白、最先考虑是肾之气阴不足，肾气失于固摄，兼有久病入络。

拟方：无比山药丸加大小蓟、仙鹤草、阿胶、三七等。

二诊：患者共服用2周中药，其间加用止血针剂，但均无效果。后发现患者虽有腰酸腿软等肾虚表现，同时还有纳差、乏力，脉无力等表现，反思是脾胃气虚，中气下陷，失于固摄所致。

拟方：补中益气汤加仙鹤草、三七、大蓟。

党参15g 黄芪30g 当归10g 白术10g
陈皮6g 升麻3g 柴胡3g 炙甘草6g
仙鹤草30g 三七3g 大蓟30g

7剂，颗粒剂，日1剂，分2次服。

结果：1剂后尿血即止，3剂诸症均明显缓解而出院。出院后继续服用补中益气汤1月，下月未再发尿血，后嘱其改用补中益气丸长期口服巩固，随访5年未复发。

医案六：肺部感染

贺某，女，87岁。2016年10月19日初诊。

病史：高血压，冠心病支架术后，肺部感染。

问诊：因咳喘发热住院一月余，体重降低十余斤，治疗罔效，出院寻求中医治疗。

刻下：其人气短懒言，蜷卧怕冷，不能起床活动。低热无汗。咳嗽咳痰，色白而稠，易咳出，量不多。纳差，大便溏软，口渴不欲饮，尿量少。

脉诊：右浮芤大，寸浮滑大而软，关浮芤大而弦。

左寸数涩，关尺浮弦而芤。

舌诊：舌光红，胖嫩无津。

腹诊：腹部轻压痛。

辨证分析：

1. 右关脉浮芤大而弦，冠心病支架术后，舌胖嫩，纳差、大便溏，气短懒言，蜷卧怕冷，为脾胃气衰、中气下陷的表现。

2. 左脉弦芤，右脉芤大，舌光红无津，高血压，人消瘦，少尿，乃气阴两虚之表现。

3. 右寸浮滑大而软，肺部感染，长期低热，咳嗽咳痰，为中气虚衰而阳浮、痰湿上注的表现。

4. 综上，此为脾胃气衰、气阴两虚、中虚阳浮之证，当以益气养阴、健脾开胃为主，不可多行攻伐。

拟方：补中益气合六君子汤加减。

黄芪30g	人参10g	炒白术10g	炙甘草6g
陈皮3g	当归10g	山药10g	肉桂3g

半夏 6g　　　茯苓 6g　　　生姜 10g　　　大枣 15g

鸡内金 3g　　　砂仁 3g

7 剂，颗粒剂，日 1 剂，分 2 次服。

结果：服上方后，患者精神较前明显好转，食欲大振，已能起床自行活动。已不发热，咳嗽大减。之后根据患者病情变化，后两诊随证应用桂枝加大黄汤合归芍六君子加黄芪等加减善后。

医案七：乏力

李某，女，45 岁。2019 年 6 月 10 日复诊。

问诊：乏力多年。乏力、气短，纳后加重，纳可，口渴多饮，口干不苦，大便日一行，质稀，胸部憋闷，久立则左胁痛（起病不明），肢体麻木，偏头痛，头昏脑涨，前诊时考虑以肝气郁结、中焦壅堵为主，予四逆散合小陷胸汤疏导，服后头昏脑涨、偏头痛消失，眠差、乏力均好转，两脉已不见弦滑有力。刻下：仍有乏力，上午 9 ～ 10 点明显，胸闷气短，阵发性心悸，食欲可，偶有头昏，腿软，平时怕冷，大便成形而不畅，小便色黄，小腹胀。

脉诊：左脉弦滑较有力，两脉芤明显。

右脉偏沉弦芤软。

望诊：舌淡红，苔薄白稍腻。

辨证分析：患者经过四逆散等疏导后，郁火渐去，目前见右脉沉芤软，仍有乏力，巳时明显，胸闷气短，心悸，腹胀、便溏，中气不足、清阳不升之象渐显，考虑补益中气，升举清阳。

拟方：补中益气汤。

黄芪 15g　　　党参 10g　　　白术 10g　　　炙甘草 6g

升麻 6g　　　柴胡 3g　　　当归 10g　　　陈皮 6g

7 剂，颗粒剂，日 1 剂，分 2 次服。

结果：患者困倦乏力症状均明显好转，已无胸闷、心悸，腹胀消失，继守原方加减出入21剂，半年后随访知患者服用上方诸症好转明显，故未来复诊。

蒲辅周医案：眩晕（美尼尔氏综合征）

李某某，男，57岁，已婚，干部，1961年4月17日初诊。

从1952年起头晕，当时头晕较剧，如立舟车，感觉周围环境转动，呕吐，血压低，耳鸣如蝉声，于1953年、1957年均同样发作过，西医检查有耳内平衡失调，为美尼尔氏综合征。近两个月来头昏头晕，不能久看书，稍久则头痛头晕加重，胃部不适，有欲吐之感，并有摇晃欲倒，食纳减退，体重亦减，常嗳气，矢气多，大便正常，晚间皮肤发痒，西医学认为荨麻疹，影响睡眠，恶梦多，小便稍频，有少许痰，有时脱肛，脉弦细无力，舌淡无苔。根据脉证认为属中虚脾弱夹痰，兼心气不足；治宜先益中气、调脾胃，佐以宁心理痰，用补中益气汤加味。处方：

炙黄芪四钱　党参二钱　柴胡八分　升麻八分　白术二钱　当归一钱五分　陈皮一钱五分　炙甘草一钱　茯神二钱　炒远志一钱　法半夏二钱　生姜三片　大枣三枚　服五剂，隔天一剂。

5月12日二诊：服药后诸症均见轻，由于看报稍久，六天前又失眠严重，经某医院诊治，给予镇静剂后稍好，但大便有时燥，近日二便尚调，脉迟滑，舌正中心苔薄黄腻，似有食滞之象。仍宜调和脾胃，健强中气兼消胃滞，原方黄芪改为二钱，加枣仁二钱、焦山楂一钱，服三剂。

5月31日三诊：服上药后自觉很见效，食欲及睡眠好转，二便调，精神佳，看书写字能较前久些，但超过两小时就觉烦躁及头部发紧，小便正常，脉虚，舌正无苔，改用心脾肝并调，以丸剂缓治。

补中益气丸八两，每早服二钱，归脾丸八两，每晚服二钱，感冒时停服。药后头晕失眠等症基本消失。

岳美中医案：尿血

胡某某，女性，28岁，已婚。于1971年6月28日来院就诊。切其脉大而虚，望其舌质淡，右侧有白苔，面色萎黄，自诉尿血症年久不愈。自22岁起，尿血即时止时发，而在劳累后更容易导致复发。曾经西医多次检查，没有找到病灶，因而也没有查明原因。也曾经过中医多次治疗，凡八正散、小蓟饮子、五淋散等清热利湿消瘀之剂，屡服都未能收效，终年郁郁，苦恼不堪。问其：小腹是否常有感觉？患者述，一经劳累，则小腹坠胀而下血。我认为这就是尿血的病原。李东垣云："劳役过度，而损耗元气。既脾胃虚衰，元气不足，而心火独盛。心火者，阴火也，起于下焦，其系系于心，心不主令，相火代之，相火下焦包络之火，元气之贼也。火与元气不能两立，一胜则一负，脾胃气虚，则下流于肾肝"。肾受邪必影响膀胱，所以现尿血之症。现已患病六年不愈，久病脉虚大，面色萎黄主气虚，舌质淡，右侧白苔主血虚气弱，无力运化中州。本症尿血，是疾患的现象，脾气下陷，才是疾患的本质。脾气下陷以致下血，是虚寒证，非积热蕴湿之症有炎灶可寻，无热可清，无湿可渗，治法既属脾虚气陷之尿血症，则宜升举其气，温补其阳，使脾能健运，饮食之精微得以四布而无下流之患，则不治血而血自然能止。东垣之补中益气汤，确是的对之方，因即书方子之，嘱较长期地服用。

炙黄芪9g　　白术9g　　党参9克　　升麻1.5克

柴胡3克　　归身9克　　陈皮3克　　炙草4.5克

黄柏（盐炒）3克　　知母（盐炒）3克

10剂，水煎服。

方中升麻、柴胡以升举脾阳；芪、术、参、草以补气健脾，因补气能间接生血，所谓阳长则阴生，且方中归身有直接补血作用；陈皮防止有壅滞之弊；加知母黄柏以滋肾水清阴火。

前方共治疗4个半月，服补中益气汤10余剂，补中益气丸20袋。

自服药后，即有劳累亦从未尿血，唯有时小便淋漓，7月25日经检查，膀胱口轻度充血水肿。曾予仲景当归芍药散作汤用服10余剂。

第三节　升阳益胃汤证
——元气亏虚，湿困中焦，阳气郁滞

一、病机要点

●升阳益胃汤原文（《脾胃论·肺之脾胃虚论》）

脾胃之虚，怠惰嗜卧，四肢不收，时值秋燥令行，湿热少退，体重节痛，口苦舌干，食无味，大便不调，小便频数，不嗜食，食不消。兼见肺病，洒淅恶寒，惨惨不乐，面色恶而不和，乃阳气不伸故也。当升阳益胃，名之曰升阳益胃汤。

黄芪二两　半夏（汤洗，此一味脉涩者宜用）　人参（去芦）　甘草（炙）以上各一两　防风（以其秋旺，故以辛温泻之）　白芍药（何故秋旺用人参、白术、芍药之类反补肺，为脾胃虚则肺最受病，故因时而补，易为力也）　羌活　独活以上各五钱　橘皮（连穰）四钱　茯苓（小便利、不渴者勿用）　泽泻（不淋勿用）　柴胡　白术以上各三钱　黄连二钱

上㕮咀。每服三钱，生姜五片，枣二枚，去核，水三盏，同煎至二盏，去渣，温服，早饭、午饭之间服之。禁忌如前。其药渐加至五钱止。服药后，如小便罢而病加增剧，是不宜利

小便，当少去茯苓、泽泻。

原文解读

本方为“肺之脾胃虚”而设。患者虽有肺病的见症，但根本原因还是脾胃元气虚。脾胃气虚、清阳不升，故“怠惰嗜卧”；中气虚弱，不充四肢，故见“四肢不收”。

虽时值秋季，但因脾胃气虚，感受长夏之湿热并未退尽，故患者气虚湿困之症仍突出。如“体重”，为气虚而湿困；“大便不调”，为湿浊困脾；“食无味、不嗜食、食不消”为湿浊困胃；“口苦舌干”，为湿蕴化热。

长夏为脾土之主令时，秋为肺燥金之主令时。若脾土气旺，则秋季肺气亦旺；若脾胃气虚，土不生金，则肺气必弱，易见肺病。如“洒淅恶寒”“肢节疼痛”等，为肺卫气虚，风寒郁表之证；“惨惨不乐，面色恶而不和”“小便频数”，为肺气不足，风邪郁肺，气郁不达之证。总因肺卫气虚，卫外无力，外邪郁表，导致肺气失宣、肺卫瘀滞，属“阳气不伸”之故。

针对这种**肺脾气虚，内有湿困脾胃，外有风寒郁表，肺卫失宣，阳气郁滞**的复杂病症，首当补益脾肺之元气；兼以风药，宣肺气、开邪郁，助脾之清阳上升，以化湿浊；佐以化湿降浊药而开胃，故治以升阳益胃汤。

二、方药解析

脾肺元气虚弱为根本原因，故全方以芪、参、术、草为君，补益肺脾元气之虚。其中，黄芪补肺气为主，兼升清阳，走皮毛，固卫表；人参、炙甘草，专补脾胃中气；白术，健脾运，化湿浊；生姜、大枣，温脾胃，开腠理，助清阳之升发。

针对邪郁皮毛，肺气失宣，湿浊中阻，中阳困郁，东垣开创性地选用羌、独、柴、防等风药治疗。因为这些风药，具有良好的宣肺开郁、升清化湿、疏肝透邪等作用，最适合这种虚实夹杂，清阳郁滞，元气虚弱的肺之脾胃病。其中，羌活，入太阳经，善去上半身之风寒湿邪；独活，入少阴经，善去下半身之风寒湿邪；防风，入太阳经、太阴经，专治周身之游风；柴胡，入肝胆经，疏透肝胆之风邪。羌、独、柴、防，合而祛风、开郁、宣肺、化湿、疏肝、升清。为防止风药燥伤肝脏阴血，故配伍白芍，滋阴养肝，协同风药建功。

针对湿浊中阻，湿困脾胃，胃肠症状突出的特点，选用半夏、陈皮，化痰燥湿，和胃降浊，以开胃醒脾。若湿浊中阻，郁阻下焦，导致小便不利、淋浊涩痛者，从权选加茯苓、泽泻，利湿通淋。因为利尿通淋药，淡渗走下，不利于清阳升发，故只可轻用、暂用。若无小便不利，则不用淡渗之品。

针对湿邪蕴郁化热，兼有口舌干苦，舌苔黄腻等湿热之证者，还得稍佐黄连，以清热兼燥湿邪。全方诸药，性多温燥，易伤阴血，易增里热，故佐以白芍以养血柔肝，加黄连以清热燥湿，可谓面面俱到。

总之，全方在补中益气汤的基础上，加诸风药升阳开郁、分消湿浊，加二陈汤化痰和胃，共为治疗**元气虚弱，风湿困郁肺脾**之经典效方。

三、辨证要点

1. 元气虚弱、湿困脾胃的表现：久病不愈，面色淡黄，右关脉芤弱或濡缓，怠惰嗜卧、四肢不收，肢体困重，神疲乏力，胸闷气促等，但见一二症便是。湿困为标，气虚为本。

2. 胃肠症状突出：食无味，不嗜食，食不消，脘痞，腹胀，大便不调等。

3. 阳气郁滞的表现：左脉弦，右胁叩痛，惨惨不乐，面色不和，小便频数，嗳气呃逆、矢气频多，大便不爽等肝胆脾胃气机郁滞诸症。

4. 肺表瘀滞的表现：恶风怕冷、鼻塞流涕、身痒身痛、咳嗽等。

四、临证心得

1. 脾胃元气虚导致的胃肠功能紊乱、慢性胃肠炎等消化系统病症。

2. 久病脾胃元气虚，湿热不去的病症，常见口苦舌干、脘痞呕恶、腹胀腹泻、小便黄浊、舌苔黄厚腻等表现，用常规的清热祛湿法无效者，根本原因在脾胃元气虚，用此方神效。

3. 脾肺气虚，湿困表郁的病症，如湿邪外感难愈，慢性皮肤病，过敏性鼻炎等疾病。

4. 久病脾肺气虚，胃肠功能差，咳喘久不愈者。

5. 慢性风湿类疾病，常见四肢关节的肌肉疼痛等症。

6. 在脾胃元气虚的基础上，兼有肝气郁滞的见症，如心烦易怒、胸胁苦满、左关脉弦滑、胁肋叩痛等，也可考虑此方。

五、医案举隅

医案一：胃糜烂、湿疹

王某，女，29岁。2020年5月18日就诊。

病史：胃糜烂，胆汁反流性食管炎，湿疹。

问诊：从小体弱，多食则消化不良，2003年曾饿得头昏目眩，但食欲不振、食物难以下咽，食辛辣则胃有烧灼感，食凉胃亦不适。湿疹以胸部居多，抓破流水。神疲乏力，长年鼻流清涕，平素性急，入睡难，易醒，脱发，眼干涩，双肩酸痛，以右侧为重。

脉诊：左脉偏浮小弦滑。

右脉寸浮细软，关细弦滑，尺沉细弦滑。

望诊：舌淡偏红苔薄黄腻，舌边尖红点，舌底稍瘀，扁桃体偏大，面白，唇红，人瘦，下肢皮肤干燥、脱屑。

腹诊：腹部拘急，右肩叩之酸痛。

辨证分析：

1. 右寸细软，右关细弦，从小体质偏弱，纳差，消化不良，神疲乏力，提示脾胃元气亏虚。

2. 湿疹，食凉则胃不适，苔腻，胃糜烂，为脾虚失运、湿邪困阻化热。

3. 表皮湿疹，长年鼻流清涕，寸浮，为卫虚邪侵，表阳郁滞。结合1、2、3点，辨为升阳益胃汤证。

4. 左脉浮小弦滑，舌边尖红点，扁桃体偏大，面白，唇红，人瘦，下肢皮肤干燥、脱屑，反流性食道炎，食辛辣则胃有烧灼感，性急，入睡难，易醒，脱发，眼干涩，双肩酸痛，兼有血虚郁火。

拟方：升阳益胃汤合酸枣仁汤加减。

人参 10g	生黄芪 20g	生白术 3g	炙甘草 10g
姜半夏 10g	陈皮 4g	柴胡 3g	生白芍 15g
茯苓 3g	羌活 5g	独活 5g	防风 5g
生姜 5g	大枣 15g	炒枣仁 30g	知母 6g
当归 25g	生龙牡各 15g		

7剂，颗粒剂，日1剂，分2次服。

结果：服7剂后，患者鼻流清涕已无，入睡困难明显好转，胃纳增加，继续调理治疗。

医案二：萎缩性胃炎

高某，女，58岁。2019年5月27日初诊。

问诊：自述从小脾胃差，纳呆不思饮食多年，2011年检查示萎缩性胃炎。经常心情不好，晨起口干口苦，两腿外侧至胸胁胀满，双膝凉，腰腿臀出黏汗，怕风怕冷，右侧头晕、昏胀，视物不清，眠差多梦，小便色黄，大便成形，肛门下坠堵胀感，大小便不畅。40岁时头发全白，现戴假发。患者十分焦虑，经各种理疗、食疗而不愈，为求进一步诊治，来我处就诊。

脉诊：右寸细软弱，关小弦滑，尺沉小弦滑软。

左脉浮弦滑较有力。

望诊：舌红，苔黄厚腻，中裂纹，根部红芒刺，舌下瘀。形瘦，面色苍白。指甲竖纹多。

腹诊：右胁叩痛。

辨证分析：

1. 患者右寸弱，关尺小弦，形体消瘦，面色苍白，指甲竖纹多，舌有裂纹、苔黄厚腻，从小脾胃功能差，萎缩性胃炎，纳呆不思饮食，肛门坠胀感，下半身出黏汗，头发早白，为脾胃元气不足，气血生化乏源，兼有湿浊下流。舌苔黄，小便黄，右关滑，兼有湿浊化热（升阳益胃汤证）。

2. 左脉弦滑较有力，右胁叩痛，舌红，焦虑状态，眠差多梦，晨起口干苦，两侧胆经胀满，二便不畅，怕风怕冷，右侧头昏胀，为阳气郁滞而化火（黄芩证）。

拟方：升阳益胃汤加炒黄芩。

炙黄芪20g　党参10g　生白术3g　炙甘草10g

羌活 5g	独活 5g	防风 5g	柴胡 3g
姜半夏 10g	陈皮 4g	茯苓 3g	泽泻 2g
黄连 2g	生白芍 5g	生姜 5g	大枣 10g
炒黄芩 6g			

7 剂，颗粒剂，日 1 剂，分 3 次服。

结果： 胃纳大增，口苦好转，出黏汗减少，睡眠好转，两胁、两腿外侧酸胀减轻，精神状态明显好转，继用升阳益胃汤调理数周后，诸症均明显缓解。后患者因体检出有子宫肌瘤，脑梗，继续在我处调理治疗。

医案三：肺癌术后

章某，女，50 岁。2018 年 11 月 25 日初诊。

病史： 肺癌术后；贫血；卵巢囊肿；子宫肌瘤；高血压；乳腺增生；糜烂性萎缩性胃炎。

问诊： 30 多岁时在化工厂工作 6 年，时常感冒，35 岁时胃部不适，自觉胃部有气上逆，咽部有痰，2013 年肺 CT 显示肺有钙化结节，2018 年肺 CT 示肺部肿瘤，行手术切除治疗，病检为蘑菇样恶性肿瘤，术后继发贫血。40 岁时月经不调，崩漏，淋漓不尽，量少色紫，无血块。病人在我处就诊多次，初期采用养血疏肝，益气健脾化痰治疗，症状稍有缓解，刻下胸闷气顶减轻，但肚子“咕咕”响，加生姜后好转，右侧胸胁处刀口时有疼痛，自觉右侧身子无力，盖被子怕热，不盖被子怕冷，大便偏稀软。神疲乏力，手臂浮肿。

脉诊： 左脉沉小弦滑。

右寸细软，关细软弦，尺沉小弦滑。

望诊： 舌淡红，苔薄白润，面色黄少华，斑多。

辨证分析： 患者右寸关细软，面黄少华，舌淡红苔润，肺癌术后、大病久病，容易感冒，神疲乏力，肠鸣便溏，不盖被子怕冷，手臂浮肿，辨证为肺脾元气虚、湿浊困阻（升阳益胃汤证）。

拟方：升阳益胃汤。

炙黄芪 20g	姜半夏 10g	炙甘草 10g	人参 10g
炒白芍 5g	羌活 5g	独活 5g	陈皮 4g
茯苓 2g	柴胡 3g	炒白术 3g	黄连 2g
生姜 5g	大枣 10g	防风 5g	

7 剂，颗粒剂，日 1 剂，分 2 次服。

结果：患者药后觉精神明显好转，手臂基本无浮肿，自觉两侧肢体力量平衡，大便渐成形，继续调理治疗。

医案四：神经性皮炎

陈某，女，21 岁。2019 年 5 月 13 号初诊。

问诊：神经性皮炎 10 年。10 年前因长期嗜食辛辣，出现皮疹，当地医院诊断为：神经性皮炎（俗称“牛皮癣”），抹外用西药后好转，但停药后复发。观前医处方，多为清热利湿，凉血解毒之品。刻下：皮炎发于项部、颏下、臀部、两肘外侧，皮损色淡红偏干燥、发痒，冬天加重，食辛辣加重。少气懒言，困倦明显，每天睡眠 10 小时以上仍不解困。食凉物则易腹泻。平日大便黏臭，嗳气臭。月经正常。

脉诊：右寸细弱，关浮小弦滑较有力，重按芤弱，尺沉。

左关小弦滑软。

望诊：面色少华，黑眼圈。舌淡边有齿印苔白腻润，舌下可。

辨证分析：

1. 右寸关细弱，舌淡边有齿印苔白腻润，黑眼圈，少气懒言，困倦明显，食凉物则易腹泻，前服大量清热药，刻下以脾胃气虚湿困，清阳不升的见症为主。

2. 左关弦，皮炎，兼有阳气郁遏于表。结合 1、2 两点，辨为升阳益胃汤证。

拟方：升阳益胃汤原方。

生黄芪 10g	党参 5g	炙甘草 5g	生白术 3g
羌活 3g	独活 3g	防风 3g	柴胡 2g
姜半夏 5g	陈皮 2g	茯苓 2g	泽泻 1g
黄连 1g	白芍 3g	生姜 6g	大枣 6g

8 剂，颗粒剂，日 1 剂，分 2 次服。

结果：间断服完 8 剂。患者述仅服 2 剂后，项部的牛皮癣便全部消失，肘部减轻，少气懒言、困倦乏力大有好转，其他脉症同前。嘱抄方 1 周，颏下、臀下、肘部皮损变薄，项部皮损未复发。三诊转以逍遥散养血调肝善后，牛皮癣已全部消失，随访至今未复发。

（学生姚睿祺医案）

第四节　清暑益气汤证
——元气亏虚，外感湿热困阻

一、病机要点

●清暑益气汤原文（《脾胃论·长夏湿热胃困尤甚用清暑益气汤论》）

《刺志论》云：气虚身热，得之伤暑，热伤气故也。《痿论》云：有所远行劳倦，逢大热而渴，渴则阳气内伐，内伐则热舍

于肾，肾者，水脏也。今水不能胜火，则骨枯而髓虚，足不任身，发为骨痿。故《下经》曰：骨痿者，生于大热也。此湿热成痿，令人骨乏无力，故治痿独取于阳明。

原文解读

本条主要论述了痿病的成因。痿病即指肢体痿软无力，运动受限，或伴有肌肉萎缩的病症，常见于重症肌无力、运动神经元疾病等疑难大病。《素问》定下"治痿独取于阳明"的治则，而后世医家多从湿热、火热、阴虚等立论，代表方如虎潜丸。东垣独具慧眼，认识到了脾胃元气虚在痿病发展中的重要性，并开创性地运用清暑益气汤来治疗，实有功于千古。

他论述其成因为"有所远行劳倦，逢大热而渴"，劳倦耗损元气，恰逢天暑逼人，暑邪伤津耗气，而有大渴。脾胃元气亏虚，无力抗邪，暑热直入下焦，由气分到血分，耗损肝肾真阴，久则"骨枯而髓虚，足不任身"，发为痿病。

虽然导致痿病的直接原因是"生于大热""湿热成痿"，但是根本原因在于脾胃元气亏虚！没有脾胃元气虚的内因，就不容易感受湿热邪气，即使感受湿热邪气，也难以发展为"湿热成痿"。

时当长夏，湿热大胜，蒸蒸而炽，人感之多四肢困倦，精神短少，懒于动作，胸满气促，肢节沉疼，或气高而喘，身热而烦，心下膨痞，小便黄而数，大便溏而频，或痢出黄如糜，或如泔色，或渴或不渴，不思饮食，自汗体重，或汗少者，血先病而气不病也。其脉中得洪缓，若湿气相搏，必加之以迟，迟、病虽互换少差，其天暑湿令则一也。宜以清燥之剂治之。

清暑益气汤

黄芪（汗少减五分） 苍术（泔浸去皮） 升麻已上各一钱

人参（去芦）　泽泻　神曲（炒黄）　橘皮　白术以上各五分　麦门冬（去心）　当归身　炙甘草以上各三分　青皮（去白）二分半　黄柏（酒洗去）二分或三分　葛根二分　五味子九枚

上件同㕮咀，都作一服，水二大盏，煎至一盏，去柤，大温服，食远。剂之多少，临病斟酌。

原文解读

脾胃元气虚弱者，易生内湿，长夏之时外界湿气正盛，内湿外湿相合，湿邪困脾；加之暑热又易耗损元气，于是脾胃元气更虚，湿热困脾更重。因为元气亏虚突出，故见“四肢困倦，精神短少，懒于动作”。元气亏损，而湿邪流注关节，故见“肢节沉疼”。土不生金，肺气虚弱，故见“胸满气促”。

湿热内甚，则易困阻三焦。湿热困阻上焦，可见“气高而喘，身热而烦，自汗体重”，湿热困阻中焦，可见“心下膨痞，不思饮食”，湿热困阻下焦，可见“小便黄而数，大便溏而频，或痢出黄如糜，或如泔色”。如果湿重于热，则口不渴饮，如果热重于湿，则口渴喜饮。

脾病湿困，则脉见缓濡；若暑热重，则脉兼洪象；若湿重而气滞明显者，可见脉迟濡，总属元气亏虚，湿热困阻之脉象。

所以，清暑益气汤证的病机要点是：**脾胃元气亏虚为本，暑湿困阻三焦为标**。如果暑湿困阻，乘元气之虚，内陷下焦肝肾，可以出现痿病。

二、方药解析

1. 此方仍以芪、参、草、术，培补脾胃元气、健脾升清为主。此四味药，是李东垣补气升阳的核心药组。因暑热易耗气津，而长夏脾弱，秋必肺虚，秋燥之令不行，故加麦冬、五味子，合人参成生脉饮，兼补心肺之气阴。

2. 脾胃元气虚弱，又为暑湿困遏，则元气易于下陷，故取升麻、葛根，专入阳明经，一来升发清阳，祛风除湿，二来透发暑邪，解肌退热。

3. 湿热困脾，加苍术苦温燥湿，泽泻淡渗利湿。湿阻胃困，食入难化，故加神曲，消食开胃，陈皮、青皮，行气畅中，又防芪参术草壅补之弊。另外，苍术配升麻、葛根、神曲，与清震汤（苍术、升麻、荷叶）方意近似，有很好的化湿升清功效。

4. 湿热下流，须防邪入肝肾而成痿，故加黄柏，配苍术，清下焦湿热，以救肾水，再加当归，和血养肝，于湿热之中，滋补肝肾。如下焦脚弱骨痿渐成，还可加少量生地黄，补肾水而降心火。另外，苍术、黄柏、泽泻、当归，与四妙散（苍术、黄柏、薏苡仁、牛膝）方意近似，专清下焦湿热，兼滋补肝肾。

三、辨证要点

1. 脾胃元气虚：精神短少，四肢困倦，乏力气短，心慌胸闷，不耐劳作，纳差，不思饮食等。

2. 湿热中阻：长夏季节（7～9月份），有暑湿困阻脾胃的症状，如发热自汗，身热不扬，舌苔厚腻，脉洪迟缓，肢节沉疼，小便黄赤，大便溏黏等。

3. 病史特点：病程较长，提示有元气虚损；每逢长夏季节即见困倦乏力、四肢怠惰、食不消化、大便溏黏等表现，俗言“苦夏病”，提示必有脾胃元气虚的体质。

四、医案举隅

医案一：乏力

余某，男，51岁。2007年7月18日就诊。全身乏力，汗多，纳差，便溏，尿灼热，舌质淡红，苔薄白润，脉缓弱。

辨证分析：病发于长夏，湿热蒸蕴，患者脉缓弱，全身乏力，纳差汗多，尿灼热，苔薄白腻，提示脾胃元气亏虚为本，外感湿热困阻为标，拟清暑益气汤。

拟方：清暑益气汤。

党参 10g	黄芪 20g	白术 10g	苍术 5g
泽泻 10g	神曲 10g	青皮 10g	陈皮 10g
炙甘草 6g	升麻 5g	葛根 15g	黄柏 10g
麦冬 10g	五味子 10g	肉桂 5g	

5剂，颗粒剂，日1剂，分2次服。

结果：服用5剂后，患者症状全部消失。

医案二：红斑狼疮、感冒

王某，女，30岁。2019年7月24日就诊。

病史：患者2014年右侧颈部鼓一大包，高热，打退烧针不退热，一周后于北京协和医院诊断为：系统性红斑狼疮，规律服用甲泼尼龙（隔日半片）、羟氯喹、钙片治疗。

问诊：乏力出虚汗，怕热甚，一停激素就感冒、发热不退，伴有胸闷、心慌，颈项疼痛，太阳穴痛（血压100/70mmHg），后背酸痛。平时喜欢吃水果，月经前不忌，经期腰酸，色偏暗，无痛经，白带偏多，有异味。口干唇干，不喜饮，小便色黄、有气味、量可，大便黏，日1次。

前三次就诊，采用温阳透邪方药（附子汤合升降散，补中益气汤）后羟氯喹减量，胸闷心慌无，睡眠好转。

刻下：天气闷热，自觉乏力甚，出虚汗，睡眠差，入睡难，晨起太阳穴、后脑作痛，左侧耳鸣，口干不苦，多饮，纳差，矢气多，臭，大便稀，日1～3次，不黏、不臭、通畅，小便色黄、量少。身上起皮疹，瘙痒，抓后变多，汗多，不怕风，不怕冷。近期感冒，咽痛，纳差。

脉诊：右脉滑软，寸细滑软。

左脉偏沉小滑软，稍芤。

望诊：舌淡红边齿印，苔中根部黄厚腻。形体胖。

辨证分析：

1. 右脉软，舌淡红边齿印，形体胖，病程日久，乏力出虚汗，一停激素即感冒，平日贪食水果，时值长夏季节，为脾胃元气虚、清阳不升。

2. 右脉滑，苔中根部黄厚腻，颈项后背酸痛，身上起皮疹、瘙痒，纳差，小便黄，大便溏，白带多有异味，是内外湿困，兼有化热。结合1、2点，辨为清暑益气汤证。

3. 左脉沉小软带芤，红斑狼疮，长期服激素，晨起太阳穴、后脑疼，感冒咽痛，是阴血不足、虚火上扰的表现。因目前以气虚湿热为主要病机，故仅用麦冬、五味子、当归兼顾之，待元气培足、湿热渐化，再考虑养血清热之法。

拟方：清暑益气汤。

黄芪 10g　　党参 5g　　苍术 10g　　升麻 10g
泽泻 5g　　炒神曲 5g　　陈皮 5g　　白术 5g
麦冬 3g　　炙甘草 3g　　青皮 2g　　当归 3g
炒黄柏 2g　　葛根 2g　　五味子 2g　　防风 3g

7剂，颗粒剂，日1剂，分2次服。

结果：服后感冒痊愈，自述乏力明显缓解，睡眠好转，精神转佳，二便正常，自行抄方1个月余，后因出现上火症状，继予逍遥散疏通气分郁热，继续调理。

医案三：鼻炎

宋某，男，17岁。2016年8月22日初诊。

问诊：患者每逢夏秋之交易犯鼻炎，鼻塞、鼻痒，打喷嚏甚多，眼结膜发炎。4、5岁开始犯病，夏季用空调较多。曾以西药抗过敏药滴鼻，初有效，后无效。梦多，疲劳乏力，时有腰痛，偶尔头昏。容易长口疮，食辛辣后痰多。大便溏黏不畅，小便不利、短黄。

脉诊：左脉浮细，稍弦紧。

右脉细缓软。

望诊：舌偏红，胖大，苔中根部黄腻。

腹诊：右胁叩痛，脐周压痛。

辨证分析：

1. 患者右脉细软，每逢长夏即发鼻炎，长期病程，神疲乏力，为脾胃元气虚、清阳不升。

2. 右脉缓，夏季常吹空调，头昏，大便溏黏不畅，小便不利、短黄，易生口疮，食辛辣后痰多，为湿热不化。

3. 脾胃气虚、清阳不升为本，湿热不化为标，故宜健脾化湿、升阳益气，稍佐清热，予清暑益气汤。

拟方：清暑益气汤加辛夷、酒大黄。

黄芪10g　苍术10g　升麻10g　人参5g
泽泻5g　神曲5g　陈皮5g　白术5g
麦冬3g　当归3g　青皮2.5g　黄柏3g
葛根2g　五味子6g　炙甘草3g　辛夷6g
酒大黄3g

7剂，颗粒剂，日1剂，开水冲服。

结果：服此方神效，鼻炎痊愈，随访未复发。

医案四：中暑

马某，男，70岁。2016年8月15日就诊。

问诊：患者3日前外出不慎中暑，胸闷、气短、头晕，不活动也有头晕。怕热，不恶风，周身多汗，空调屋下还是出汗。尿少，乏力，纳差，大便溏，喜瓜果冷饮。嗜睡。时有胸痛不适。

脉诊：右脉沉细缓滑，尺沉弱。

左脉沉细稍弱。

望诊：面黄，舌淡紫，苔薄白而润，舌下瘀，眼睑浮肿发暗。

辨证分析：

1. 右脉沉细，面黄，舌淡苔润，年高体弱，疲乏，气短，胸闷，头晕，汗多，为脾胃元气亏虚、清阳不升。

2. 右脉缓滑，中暑，尿少，眼睑浮肿，便溏，嗜睡，为内外湿邪交困。

3. 左脉沉，舌紫络瘀，舌淡紫，眼睑发暗，胸痛，兼有血分瘀阻。

拟方：清暑益气汤加血竭、苏木。

党参10g	黄芪15g	苍术10g	升麻10g
泽泻5g	神曲5g	陈皮5g	白术5g
麦冬3g	当归3g	青皮3g	黄柏3g
葛根2g	五味子5g	炙甘草3g	苏木3g
血竭2g			

7剂，颗粒剂，日1剂，开水冲服。

结果：服3剂，症状基本消失，服完7剂，身体无恙，随访未有不适。

第五节 升阳散火汤证
——郁火内盛，元气不足

一、病机要点

●升阳散火汤原文（《脾胃论·调理脾胃治验 治法用药若不明 升降沉浮差互反损论》）

治男子妇人四肢发热，肌热，筋痹热，骨髓中热，发困，热如燎，扪之烙手，此病多因血虚而得之。或胃虚过食冷物，抑遏阳气于脾土，火郁则发之。

生甘草二钱 防风二钱五分 炙甘草三钱 升麻 葛根 独活 白芍药 羌活 人参以上各五钱 柴胡八钱（《内外伤辨惑论》中的柴胡一作三钱）

上件㕮咀，每服秤半两，水三大盏，煎至一盏，去柤，稍热服。忌寒凉之物，及冷水月余。

条文解读

本病的成因，一是“血虚”，二是“胃虚过食冷物”。血虚，则肝气易郁；胃虚复过食冷物，则清阳郁伏于中焦，无力升透。所以，脾胃一虚，必致气血化生不足，肝血亏虚，肝气易郁，不利于中焦清阳之升发；再加过食冷物，抑遏脾胃清阳，清阳无力升发，如此则清阳郁伏于中，伸展无力，必久郁化火，形成郁火内伏之证。

清阳实四肢，脾胃清阳郁伏于里，郁而化火，故见“四肢发热”；脾胃主肌肉，清阳郁伏于中焦，郁火外发，故见“肌热”；肝主筋，肾主骨，肝气郁伏，内窜血分，故见“筋痹热，骨髓中热”。肝主疏泄全身气机，脾胃为全身气机升降之枢纽，血虚肝郁，脾虚气陷，清阳郁伏化火，如此全身阳气郁滞化火，郁火充斥周身，故见“全身发困，热如燎，扪之烙手”。

本证全身郁火的表现突出，但根本原因为脾胃元气亏虚，无力升发清阳，以至于阳气郁遏化火。此属阳气郁伏之火，只宜借用风药，升宣开散，不可清泄，否则反而伤败脾胃，治宜升阳散火汤。

升阳散火汤的病机要点是：**脾胃气虚或兼肝血不足，清阳郁伏于中焦，欲透发而不能，阳郁化火，郁火充斥周身。**

二、方药解析

郁火内伏是本证的关键病机，故方中选用风药，开郁散火、升发清阳。其中，柴胡，宣透厥阴与少阳的郁火；升麻、葛根，宣透太阴与阳明之郁火；羌活走太阳、独活入少阴，合而宣散太阳与少阴之郁火；防风，专散游走之风火；如此则周身郁火皆得开宣，清阳复得升发。

其人郁火伏而难尽，根在中气亏虚，肝虚血少，故用人参配炙甘草，补中益气，兼生阴血。风药，辛散易伤胃，易损元气，故加人参、甘草，兼护脾胃。

郁火充斥，久易伤阴血，故加白芍，养血平肝。生甘草，泻火解毒，与白芍合用，酸甘养阴，以节制风药之燥。

全方重在开宣郁火，升发清阳，兼补气、养血、和中，为东垣治疗郁火的代表方，充分体现了东垣对风药的深刻认识及灵活运用。

三、辨证要点

1. 郁火内伏： 四肢热（包括手足心热）、肌热、筋骨热，发困乏力，热如燎，口舌生疮，咽喉肿痛，淋溲便难，胁肋叩痛，头昏脑涨，颈肩酸痛胀痛等。

2. 脾胃虚弱： 面黄，食欲不振，便溏或便秘，神疲乏力等。

3. 兼肝血虚： 腰酸痛，抽筋，视物模糊，贫血消瘦，指甲竖纹，月经量少等。

4. 病史： 病程较长，或过食生冷史，发病多与情志因素有关。

5. 脉诊： 郁火之脉，变动而不定，郁火内伏，可见弦滑，沉细弦，甚至脉沉伏，脉沉弱涩；郁火外发，则多见浮弦滑数等。但右关脉多兼芤象或弦小之象，提示脾胃元气不足。

6. 望诊： 虽郁火内伏的表现突出，但有的患者反见面色萎黄，舌质淡红而胖大，舌边有齿痕，舌苔白腻；有的患者，舌见红绛苔见黄，反而见面色苍白或苍黄，贫血，瘦弱等矛盾之处。这个伏火是元气内虚，阳气内郁，又无力伸展透发所致，属于阴火之列，不宜苦寒清泄，否则反伤脾胃，伏火更难透发伸展。这些都是与实火证最直观的区别。

四、李东垣对风药的运用心得

针对脾胃元气虚导致的清阳不升、阴火上乘、湿热久困等继发病机，东垣开创性地运用了多种风药来治疗。风药是具有疏散、祛除外风或平息、搜刮内风，味辛质薄、性升浮且温燥的一类药物，东垣称其“泻阴火，以诸风药升发阳气，以滋肝胆之用”，总结风药的作用有以下 5 点。

1. 升发脾胃清阳：虽然各药归经不同，但均具轻扬升发之性，故能升展郁遏之清阳。

2. 使药力补而不滞：脾胃元气虚，运化力弱，纯补则易呆滞。在补气药中配伍风药，可以行气运中、升发清阳，可收补而不滞的效果。

3. 开宣郁滞，调畅三焦气机：风药味辛善行，最擅开郁，宣畅三焦。当脾胃元气虚、升清无力，或兼湿浊不化，三焦气机多有郁滞。用风药开郁是最佳选择。

4. 疏肝解郁：风气通于肝，风药均入肝经，疏肝理气，复其条达之性。太阴病，常兼有情志不舒、肝经郁滞，故用风药疏肝解郁，可以防止肝郁乘脾。

5. 解表透邪：脾胃元气虚者，更易感受外邪，且外邪留恋不去。用风药配合补气药，可以因势利导、透邪外出。

值得注意的是，风药其性升浮，且多温燥，如果多服、久服，则易损元气，易燥伤阴血，故东垣制方，都是用小剂，中病即止，不可过服。

五、风药的临证选用

各个风药的特点不同，临床上，需要根据不同病机，灵活选取。结合本人的临床实践，总结常见的风药特性如下。

1. 防风：辛、甘，微温。主归膀胱、肝、脾经。①擅长祛周身之游风，临床表现为瘾疹、风团、皮肤瘙痒等，止痒功著，常配伍荆芥，代表方如荆防败毒散、消风散；②既擅条达肝气，又可辛香开脾、升发清阳，常用于治疗肝旺乘脾或脾经伏热，代表方如痛泻要方、泻黄散；③“风药之润剂”，性味平和，燥性较弱，为临床医家所喜用。

2. 升麻：辛、微苦，凉。主归脾、胃、大肠经。①主入阳明经，故最擅升发脾胃清阳，东垣云“引胃气上腾而复其本位，便是行春生之令”，还可提透内陷阳明之邪外出，代表方如补中益气汤、清暑益气汤；②擅清透阳明经之热毒，兼解阳明经表邪，临床表现为前额胀痛、斑疹、疮疡、牙痛等，代表方如清胃散、升麻葛根汤；③擅长升阳举陷，可治胸中大气下陷，临床常见于病毒性心肌炎、呼衰、心衰等危急重症，升麻为升提之要药。

3. 葛根：甘、辛，凉。主归脾、胃、膀胱经。①与升麻类似，都有清透阳明经热邪、升发脾胃清阳的作用，两者常配伍使用；②升清阳而止泻功著，兼有逆流挽舟之功，代表方如葛根汤、桂枝加葛根汤、葛根芩连汤；③性凉润，擅升津液而止渴，代表方如七味白术散；④兼走足太阳经，解肌退热、舒筋通络，为治外感内伤项强的特效药。

4. 柴胡：苦、辛，平。主归肝、胆经。①功擅透发少阳之邪，退热功著，常配伍黄芩同用，代表方如小柴胡汤、补脾胃泻阴火升阳汤；②其性升浮，擅疏肝解郁，恢复肝胆之条达，东垣云：“胆者，少阳春生之气，春气升则万化安”，代表方如四逆散、补中益气汤、升阳益胃汤。

5. 羌活、独活：辛、苦、温，归膀胱经、肾经。两者辛散苦燥、气香温通，功擅祛风胜湿、通痹止痛，为治外感风寒夹湿或表气郁滞的要药，其中羌活主归足太阳经，祛上半身风湿，而独活主归足少阴经，祛下半身风湿，代表方如羌活胜湿汤、升阳散火汤。

六、医案举隅

医案一：糖尿病、溃疡性结肠炎

宋某，男，56岁。2020年5月6日初诊。

病史：①糖尿病，2019年空腹血糖7.3mmoL/L，2020年空腹血糖11.4mmol/L，长效胰岛素10iu qn；②溃疡性结肠炎。

问诊：血糖升高时自觉尿频，小便无力、色黄，乏力，头晕，头昏脑涨，眼花、干涩，视物不清，脑袋热，时有胁肋抽筋、腿抽筋，肩胛痛，时有腰酸，双膝关节凉，心慌、胸闷气短，牙齿松动，口臭，脚气，阴部潮湿，咽有痰，咳嗽，着急时憋闷，汗多而黏，大便黏，先硬后溏。素日多食瓜果、冷饮。

脉诊：左细弦滑芤偏浮。

右沉小滑。

望诊：舌偏暗红，苔薄白，灰趾甲，指甲受伤变形。

腹诊：腹部拘急明显，无压痛，右胁叩痛。

辨证分析：

1. 患者有过食生冷史，右脉沉小，头晕乏力，大便溏黏，脚气，阴囊潮湿，咽有痰，此乃“胃虚过食冷物”，为脾胃元气不足，湿浊下流。

2. 左脉浮弦滑，右胁叩痛，舌暗红，上有头昏脑涨，视物不清，脑袋热，中有心慌、胸闷气短，肩胛痛，下有腰酸，双膝关节凉，为周身郁火内伏。

3. 左脉细芤，灰趾甲，指甲受伤变形，腹部拘急，眼花、干涩，胁肋抽筋、腿抽筋，为肝血亏虚。

4. 综合以上，辨证为元气虚损，郁火内伏，兼肝血不足（升阳散火汤证）。

拟方：升阳散火汤加当归、川芎、白芍出入。

升麻 6g	葛根 6g	柴胡 8g	羌活 3g
独活 3g	防风 3g	白芍 6g	炙甘草 3g
党参 6g	生甘草 2g	当归 6g	川芎 3g
枸杞子 10g	菊花 6g	黄连 6g	

14 剂，颗粒剂，日 1 剂，分 2 次服。

结果：头昏脑涨、乏力气短诸症有明显缓解，继续以此方加减治疗。

医案二：乏力

盖某，男，40岁。2020年5月6日就诊。

问诊：饭后半小时即觉神疲乏力，饭后胃饱胀，晨起胃胀，大便干，长期嗜食水果酸奶史。时有头晕，眼干涩，颈肩麻木、发紧，腰酸疼，曾洗冷水澡一段时间，后出现双肩上抬或后展时疼痛。早醒，眠浅。汗黏，怕冷。小便黄。

脉诊：左浮小弦滑软缓。

右小滑软，寸细滑软。

望诊：舌淡红，胖大，苔薄黄腻，边齿印。

腹诊：小腹压痛。

辨证分析：

1. 右脉小软，寸细软，舌淡红胖大边齿印，长期嗜食水果酸奶，饭后神疲乏力、胃脘胀，为长期贪凉伤胃，元气亏虚，升清运化无力。

2. 左脉浮小弦滑，右脉带滑，苔薄黄腻，颈肩麻木、发紧，腰酸疼，洗冷水澡后双肩疼痛，汗黏，怕冷，为周身郁火内伏。

拟方：升阳散火汤加减。

升麻 6g	葛根 8g	柴胡 8g	羌活 3g
防风 3g	独活 3g	黄连 3g	白芍 6g
炙甘草 3g	党参 10g	生甘草 2g	

7剂，颗粒剂，日1剂，分2次服。

结果：服用上方后，患者自述饭后乏力、汗黏等症状明显缓解，继续以上方加减治疗一段时间后，乏力症状基本消失，随访未复发。

医案三：口腔溃疡

王某，女，27岁。2020年4月就诊。

病史：①口腔溃疡；②乳腺增生；③子宫内膜增厚；④淋巴结肿大；

⑤胆汁反流。

问诊：既往在我处调理基础病，最初采用疏肝健脾法调理，诸症有所好转。今年初吃烤肉后发现舌苔变厚，口腔溃疡，鼻内溃疡，淋巴结肿大，面上红疹散在分布。口疮反复发作，受凉或多食易出现，伴见耳朵堵、口臭、便秘、舌苔厚、食欲不振、体力下降。久坐后脊椎疼痛，久行后双侧腹股沟疼。长年易上火，鼻子偶有出血，压力大，情绪不稳定。月经量少，白带褐色。便秘，偶尔带血，因在疫情期间，面诊不便，故微信调方。

辨证分析：

1. 患者乳腺增生，子宫内膜增厚，压力大，提示素有肝经郁堵，郁火内伏，故用疏肝健脾法诸症好转。本次吃烤肉后口腔溃疡发作，伴有鼻内溃疡，淋巴结肿大，面部红疹，便秘，受凉或多食易出现，提示脾胃郁火内伏。

2. 乏力，耳朵堵，乏力，纳差，舌苔厚腻等，皆提示脾胃元气不足，运化不及，清阳不升。

3. 女性人群，月经量少，久坐后脊椎疼痛，久行后腹股沟疼，提示肝血不足。

4. 综上辨证为郁火内伏，脾胃元气不足，兼有肝血亏虚。

拟方：升阳散火汤合酸枣仁汤加减。

柴胡 3g　　炙甘草 3g　　当归 10g　　白芍 10g
升麻 6g　　葛根 10g　　防风 3g　　党参 10g
枳壳 3g　　枸杞子 15g　　菊花 6g　　炒枣仁 15g
知母 6g　　茯苓 6g　　川芎 3g

7 剂，颗粒剂，日 1 剂，分 2 次服。

结果：患者服药一周后，大便 1 天 1 次，口腔溃疡、鼻内溃疡基本痊愈，口臭缓解，胃纳渐增，1 个月后随访已无明显口臭，胃纳可，耳朵堵症状消失，继续治疗其他基础病。

医案四：口干、便秘

马某，女，22岁。2020年2月20日就诊。（网诊）

问诊：1月下旬时有眠差多梦易醒，受凉后胃胀、烦热，前医曾拟：血府逐瘀汤合小陷胸汤加减治疗无效。后睡眠自行改善，出现了口腔溃疡，唇干裂脱皮，口渴喜凉饮。纳旺，大便黏且难解，3～4日一行。头油多，前胸后背火疖。素有外阴瘙痒，带下黄绿量多。上半身觉热，下半身觉凉。夜半有寒热往来感。

腹诊（远程指导患者自查）：两胁叩痛，心下、中脘、脐周压痛。

望诊：人瘦，面白，舌淡嫩红尖红甚苔薄白腻，舌下可。

辨证分析：

1. 口腔溃疡，唇干裂脱皮，口渴喜凉饮，纳旺，大便黏且难解，头油多，前胸后背火疖，辨为阳明郁火。

2. 女性，人瘦，面白，两胁叩痛，夜间寒热往来，眠差，外阴瘙痒，带下黄绿，受凉后胃胀，辨为肝血虚，肝胆郁火。

3. 上半身热，下半身凉，受凉后烦热，辨为太阳郁火，表气郁滞。

4. 总结：郁火内盛，兼有肝血不足。此时宜以急急升阳散火为要，待郁火散尽后，再行养阴治本之法。因目前以阳明郁火表现为主，如升阳散火汤力有不逮，考虑加用三黄泻心汤以苦寒直折。

拟方：升阳散火汤出入。

柴胡6g　防风6g　升麻10g　葛根15g
生甘草4g　炙甘草6g　党参10g　白芍15g

7剂，颗粒剂，日1剂，分2次服。

另备：大黄3g，黄芩3g，黄连3g，当归10g。若服前方乏效，兑入此小方一同服用。

2020年2月28日二诊： 未加备用药，自述服2剂，排便转畅。服4剂，口疮消失，已无口渴，阴痒、便难明显改善。睡眠佳，无寒热往来感。今日月经第一天，小腹凉痛，得寒则解，量可，色可，有血块。恐前方风药升提不利于经血下降，嘱其暂服前方，改服中成药加味逍遥丸以养血疏肝调经。

2020年3月3日三诊： 自述经中一换加味逍遥丸，所有症状全部反弹。经后续服一诊方，所有症状均缓解，心下已无压痛，两胁仍叩痛。患者服药意愿强烈，余在前方基础上加减，再服一周，以观后效。

拟方： 升阳散火汤出入。

醋柴胡6g	防风6g	升麻6g	葛根15g
生甘草4g	炙甘草6g	党参10g	白芍15g
生荷叶10g	当归10g		

7剂，颗粒剂，日1剂，分2次服。

2020年3月16日四诊： 服完此方，大便通畅，口中和。仍有带下黄绿有异味，阴痒严重，继续治疗。

（学生姚睿祺医案）

医案五：失眠、便秘

马某，女，20岁。2020年3月12日就诊。（网诊）

问诊： 怕热、入睡困难、易醒。项部、头部右侧长火疖，牙龈出血。小便黄，大便难，时有便前腹痛，大便数日一行，伴肛裂出血。纳旺。时有心慌，血管搏动感明显。天气热时易烦躁，注意力不集中，困倦，运动后好转。前服丹栀逍遥散加减，有所改善，但效果不明显。

腹诊（远程指导患者自查）： 心下、中脘压痛。

望诊： 人瘦，面浮红，舌淡红胖大苔白腻偏润。

辨证分析： 郁火内盛，兼阴血不足。前服丹栀逍遥散，养血调肝清热，疗效不佳。考虑“火郁发之”，转以升阳散火汤透发郁火为要，合栀子豉汤加强宣透郁热之力。

拟方：升阳散火汤合栀子豉汤加减。

柴胡 6g	防风 6g	升麻 10g	葛根 15g
生甘草 4g	炙甘草 6g	党参 10g	白芍 15g
生荷叶 6g	炒栀子 10g	淡豆豉 30g	

7 剂，颗粒剂，日 1 剂，分 2 次服。

结果：仅服 2 剂，所有症状都有明显改善。大便转为 1～2 日 1 次，偏软。恰逢月经来潮，自行停药。经后前方减半服用，睡眠良好，大便通畅，未再腹泻，食欲可。

（学生姚睿祺医案）

医案六：口腔溃疡

姚某，男，50 岁。2020 年 3 月 9 日就诊。

病史：每食咸物则口疮易作，下门牙松动，牙龈疼痛，口臭。过食咸物，口疮发作。纳可，大便畅。昨日外出不慎着凉，今日即觉项强、头昏、乏力。

脉诊：左沉滑芤软。

右寸软，关浮滑弦有力芤软，尺弦滑芤软。

腹诊：腹部拘急。

望诊：体胖，面色偏黄，舌淡暗红、胖大边有齿印，苔薄白腻水滑。

辨证分析：

1. 右关浮滑有力，每食咸物则口疮易作，平素口臭，牙龈疼痛，考虑素有阳明积热，常因饮食不节诱发。

2. 右寸软，舌胖大有齿印，苔薄白腻水滑，体胖，面黄，兼有脾胃气弱。

3. 左脉沉芤软，年过半百，牙齿松动，腹部拘急，口疮反复不愈，兼有肝肾亏虚。

4. 近日外感，项强、头昏、乏力，兼有外邪不解，表气郁滞。

5. 综上所述，辨为阳明郁热，兼有脾胃气虚、肝肾不足。因兼夹表邪不解，故主以升阳散火汤，宣散郁火之余，亦取风药发表透邪，内外合治也。

拟方：升阳散火汤出入。

柴胡 6g	防风 6g	升麻 10g	葛根 15g
生甘草 4g	炙甘草 6g	党参 10g	白芍 10g
生荷叶 6g	玄参 10g		

3 剂，水煎服，日 1 剂，分 2 次服。

结果：服 2 剂，牙痛大减，口疮明显好转，项强、头昏、乏力已无。仿景岳补阴益气煎之意，加入熟地黄 15g 滋补肝肾，防止虚火上升，继续加减治疗。

（学生姚睿祺医案）

第六节　半夏白术天麻汤证——元气亏虚，风痰上扰

一、病机要点

●半夏白术天麻汤原文（《脾胃论·调理脾胃治验 治法用药若不明 升降沉浮差互反损论》）

范天骒之内，素有脾胃之证，时显烦躁，胸中不利，大便

不通。初冬出外而晚归，为寒气怫郁，闷乱大作，火不得升故也。医疑有热，治以疏风丸，大便行而病不减。又疑药力小，复加七八十丸，下两行，前证仍不减，复添吐逆，食不能停，痰唾稠粘，涌出不止，眼黑头旋，恶心烦闷，气短促上喘无力，不欲言。心神颠倒，兀兀不止，目不敢开，如在风云中。头苦痛如裂，身重如山，四肢厥冷，不得安卧。余谓前证乃胃气已损，复下两次，则重虚其胃，而痰厥头痛作矣。制半夏白术天麻汤主之而愈。

半夏白术天麻汤

黄柏二分　干姜三分　天麻　苍术　白茯苓　黄芪　泽泻　人参已上各五分　白术　炒曲已上各一钱　半夏（汤洗七次）　大麦糵面　橘皮已上各一钱五分

上件㕮咀，每服半两，水二盏，煎至一盏，去柤，带热服，食前。

原文解读

其人“素有脾胃之证”，提示既往有脾胃元气内虚的体质，“胸中不利，大便不通”，说明有清阳郁遏的病机。外感寒邪后，清阳更易郁遏，故见闷乱大作，此时，应该用补中益气汤类方，补元气、升清阳，再加入疏风散寒药，兼解表寒。

前医误用疏风丸，反复发表攻里，再伤脾胃，遂致脾胃元气大虚，运化无力，痰饮大生。同时，中土太虚，则肝风来乘，是故肝风夹痰饮肆虐为患。

脾胃元气大虚，故有“气短促上喘无力，不欲言，身重如山”等症。虚风夹痰饮肆虐，故见“眼黑头旋……心神颠倒，兀兀不止，目不敢开，如在风云中”。肝风夹痰饮上冲，故见“吐逆，痰唾稠粘，涌出不止”。虽然风痰上扰的表现十分突出，但其根本原因还是在脾胃元气亏虚，故东垣称此证为“太阴痰厥头痛”，方用半夏白术天麻汤治疗。

东垣半夏白术天麻汤证的病机要点是：**脾胃元气虚弱为本，肝风夹痰饮上攻为标。**

二、方药解析

李东垣的半夏白术天麻汤证，以脾胃元气虚为本，故以人参、黄芪、白术补益元气，健脾升清。中土培固，则痰饮不生，肝风不起。

前医屡次误下，既伤脾胃元气，又伤脾胃阳气，导致气虚停痰、阳虚生饮，遂致痰饮内盛，故重用二陈汤化痰降逆，再加泽泻淡渗利湿，苍术行气燥湿，干姜温中化饮；脾运不及，饮食不消，反为积滞，故加麦芽、神曲消食健胃，麦芽兼可条达肝气。数药合用，化痰降逆，除内生之病理产物。

肝风萌动，上扰清窍，故取天麻一味，平肝息风，东垣云“眼黑头旋，风虚内作，非天麻不能除”。

肝脏内寄相火，肝风上扰甚剧者，多伴有相火上冲，故佐少量黄柏，清泄相火，有助于肝风的敛降。

全方标本兼顾，降痰饮、消积滞、平肝风以治标，兼用补中气、升清阳以固根本，故为治疗太阴痰厥头痛的代表方。

三、辨证要点

1. 脾胃元气虚：病程长，面色萎黄，纳差，疲倦乏力，嗜睡，气短喘促，不欲言等。

2. 痰饮停聚：痰多黏稠，恶心呕吐，呕吐痰涎或清水，胸闷心悸，舌苔腻等。

3. 肝风内动：阵发性的眩晕，口眼㖞斜，头重脚轻，肢体震颤，颠顶痛，言语謇涩，手足震颤等。

四、浅谈眩晕的证治

眩晕，是以目眩与头晕为主要表现的病证，轻者闭目即止，重者如坐车船，旋转不定，不能站立，常伴有恶心、呕吐，甚则仆倒等症，可见于良性阵发性位置性眩晕、后循环缺血、梅尼埃病、高血压病等疾病。总结眩晕的常见成因有二：一是风，二是痰饮。风邪动摇，痰饮上扰，均可致眩。

其中，风动，又可分为内风与外风。外风，可参考外感病证治；内风者，《内经》言“诸风掉眩，皆属于肝”，立足于从肝论治。如肝经风火重者，天麻钩藤饮；如阴虚阳亢，肝风上扰者，镇肝熄风汤；如肝肾真阴亏虚，肝风大动者，加减复脉汤、大定风珠；等等。

痰饮上逆，又分为痰浊与水饮。水饮上冲者，可参考仲景水饮诸方论治；如痰浊上扰，半夏白术天麻汤则为常用之的对方。

李东垣的半夏白术天麻汤与程钟龄的半夏白术天麻汤，都有临床运用的机会。其区别在于：程氏半夏白术天麻汤，仅是化痰息风而治标，适合体质壮实者；而东垣半夏白术天麻汤，兼顾补元气以治本，最适合体虚风痰妄动者。我的经验是，若临床上辨证风痰上扰无误，服程氏半夏白术天麻汤却无效者，必有潜在的脾胃元气虚，用东垣半夏白术天麻汤最为合拍！

五、医案举隅

医案一：眩晕案

王某，男，45岁。2016年7月7日初诊。

问诊：长期眩晕，呕吐食物、痰涎，右耳耳鸣，每年七八月份发作频繁，劳累后易发作，喝糖水后可缓解。急躁易怒，容易出汗。颈后及两肩胀痛不适，头沉重而闷。眠差，梦多早醒。腹胀，矢气后缓解。高血压，诊室血压未记录。

脉诊：右关弦细，重取无力。

左关沉弦细，重取无力。

望诊：舌淡红、胖大，苔薄腻。面红明润。

辨证分析：

1. 患者右关弦细无力，长期眩晕，呕吐痰涎，头沉重而闷，此为脾胃气弱、痰湿内生，风痰上扰之证（半夏白术天麻汤证，清震汤证）。

2. 左关沉细弦无力，面红易怒，肩颈胀痛，眠差早醒，腹胀、矢气较多，为肝失所养、肝气不舒，木来克土之象，当疏肝开郁，养血健脾（逍遥散证）。

3. 目前既有脾虚风痰上扰，又有血虚肝郁乘脾，肝脾两经俱病，恐过用补气药而助肝火，故选程氏半夏白术天麻汤，疗效不佳再改东垣方出入。

拟方：逍遥散合半夏白术天麻汤合清震汤加味。

柴胡6g	薄荷6g	川芎10g	当归10g
白芍10g	茯苓10g	苍术10g	泽泻10g
姜半夏15g	天麻10g	陈皮5g	荷叶10g

升麻 6g　　栀子 10g　　淡豆豉 15g　　生姜 10g
炙甘草 6g

7 剂，颗粒剂，日 1 剂，分两次服。

结果：服完 7 剂，自觉眩晕明显缓解，耳鸣未作，家庭血压控制在 120/80mmHg 左右，便以此方加减治疗一个月。

2016 年 8 月 23 日就诊：近期因劳累而右耳鸣加重，夜寐不佳、梦多，时有口干口苦，服前方始觉头昏脑涨。

脉诊：左关细弦偏沉偏缓较有力、寸沉偏涩弱、尺沉细弦较有力。
右脉寸细滑、关滑、尺沉较有力。

望诊：舌淡红胖大，苔薄白边有齿印，舌下稍瘀。

辨证分析：尺脉沉弦，劳累后耳鸣，夜寐不佳，为肝肾亏虚而阳浮。右关脉滑，耳鸣，头昏脑涨为风痰上扰。肝肾阴虚为本，风痰上扰为标，前方逍遥散中之柴、姜总归性燥伤阴，故改用杞、菊、二至，增补益肝肾之功。

拟方：杞菊地黄汤、半夏白术天麻汤、二至丸。

熟地黄 30g　　山萸肉 15g　　山药 15g　　枸杞子 30g
菊花 15g　　天麻 15g　　白蒺藜 15g　　女贞子 20g
旱莲草 15g　　姜半夏 10g　　陈皮 5g　　茯苓 15g
炙甘草 6g　　生白术 10g　　生白芍 15g　　川芎 10g

14 剂，颗粒剂，日 1 剂，分 2 次服。

结果：服药后，患者头昏明显缓解，精神改善，家庭自测血压控制在 120/80mmHg 以下，便继续在我处治疗。

医案二：高血压、耳鸣案

于某，女，48 岁。2019 年 1 月 2 日就诊。

病史：①高血压；②耳鸣；③甲状腺结节；④过敏性鼻炎；

⑤荨麻疹。

问诊：口渴欲饮，身痒，鼻痒多喷嚏，大便可，小便无力，尿频量少，头晕，偶尔天旋地转，甚则晕厥，右耳鸣声大，口干苦，偶有心慌，月经量可，色黑有血块，前几次予春泽汤、益气聪明汤加减治疗，过敏性鼻炎、荨麻疹的症状缓解，余症同前。追诉病史，2012年左右因教育孩子生气后出现右耳耳鸣，似血流冲击声，昼夜均有，晨起为重，按压右侧颈动脉则耳鸣消失，颈动脉超声检查未见异常。

脉诊：左脉小弦沉有力，按之芤。

右脉弦滑小有力，偏沉。

望诊：舌淡红，边齿印，苔白腻润；头发白。

腹诊：阴性。

辨证分析：

1. 患者耳鸣多年，左脉小弦沉有力，按之芤，血压高，头发白，为肝肾阴虚，阴虚于下，阳亢于上（杞菊地黄丸证）。

2. 右脉弦滑小有力，舌淡红，苔白腻润，边有齿印，头晕，偶尔天旋地转，甚则晕厥，提示痰饮内生，风痰上扰（半夏白术天麻汤证）。

拟方：杞菊地黄丸合半夏白术天麻汤加减。

枸杞子30g　菊花15g　熟地黄30g　山萸肉15g
山药15g　当归10g　白芍10g　川芎10g
白术10g　茯苓10g　泽泻10g　姜半夏15g
天麻15g　葛根30g　生牡蛎20g　炒杜仲15g

7剂，颗粒剂，日1剂，分2次服。

结果：患者自述头晕、耳鸣自服药起逐日缓解，服完后耳鸣声音已很微弱。继续守前方治疗一段时间，耳鸣基本消失，头晕缓解，随访未复发。

医案三：耳石症、突发性耳聋案

陈某，女，47岁。2019年5月11日初诊。

问诊：患者因平素工作压力较大，熬夜多，生气而起病，症见右耳耳鸣、眩晕、呕吐食物，西医诊断为耳石症，予手法复位而愈。2个月前无明显诱因突然耳聋，夜间头晕，血压正常，服西药激素药、中药、银杏叶片，针灸、高压氧等治疗，疗效不佳。

刻下：走路不稳，跌跌撞撞等前庭功能低下见症，耳胀堵，晨起明显，眼干，眩晕晨起加重，下午减轻。面部起痘，口干，晨起口苦。大便偏稀，以前出汗多，平时有白痰，近日眼睑发肿，腿软无力。小便频数，略黄。既往月经先期，今年转为月经后期，经色暗。

脉诊：左脉弦滑有力带芤。

右脉弦滑有力。

望诊：舌红苔薄黄腻，舌下稍瘀，两颊发红。

腹诊：腰背喜叩。

辨证分析：

1. 左脉弦滑有力，耳鸣，突发耳聋，走路不稳，两颊发红，面部起痘，口苦，提示肝胆气郁化火，循经上攻耳窍（丹栀逍遥散证）。

2. 左脉带芤，中年女性，长期熬夜，腰背喜叩，腿软无力，小便频，素有肝肾亏虚。

3. 右脉弦滑，舌苔黄腻，素有白痰，近日眼睑发肿、走路不稳，提示痰湿内生，肝风夹痰上扰（半夏白术天麻汤证）。

拟方：丹栀逍遥散合半夏白术天麻汤加减。

牡丹皮 10g	栀子 10g	醋柴胡 6g	薄荷 3g
当归 10g	茯苓 10g	生白芍 20g	白术 6g
炙甘草 6g	姜半夏 10g	天麻 20g	生姜 10g
陈皮 6g	枸杞子 30g	菊花 15g	

14剂，颗粒剂，日1剂，分2次服。

结果：服完14剂，眩晕明显好转，恶心呕吐已无，痰量减少，耳鸣耳聋缓解，提示药已中病，继续前方加减治疗，耳聋痊愈，右耳耳鸣基本消失，眩晕未见，转用逍遥散调理肝脾以善后。

医案四：眩晕案

许某，男，48岁。2007年7月18日就诊。眩晕，头闷，恶心，喜荤食，纳差，舌质红苔白腻，双脉弦滑。

辨证分析：脉来弦滑，眩晕，头闷，恶心，舌苔白腻，为风痰上扰。

拟方：半夏白术天麻汤加减。

法半夏15g	陈皮10g	白术10g	天麻10g
茯苓15g	焦三仙各10g	白芷5g	生龙牡各10g

5剂，颗粒剂，日1剂，分2次服。

结果：服药5剂即愈，随访未复发。

岳美中医案：先天性左右机体发育不平衡症

薛某某，女性，21岁，军人，75年3月21日就诊，自述72年发现高血压，血压为150/120毫米汞柱，至今波动在150～120/120～98毫米汞柱，视其右侧腋毛稀疏，右乳较左乳小，右侧上下肢较左侧上下肢稍短，走路稍感不平。在××医院作X线骨膜后充分造影，左肾16厘米×7.5厘米，右肾11.7厘米×4.5厘米，经常头痛，并有月经前和月经期腹痛症状，舌体小少苔，质淡红，脉左细右虚大，根据以上情况，症属疑难，考虑到半夏白术天麻汤具有调整血压，增强生理功能的作用，遂书以小剂量方与之。嘱其长期煎服，以观后效，因其经期腹痛，右肾功能狭窄，还应参以活血通络强肾之品，因此间或加入当归芍药散、新绛汤和补肾药以兼顾之，一年后，血压竟日趋平稳，每天可保持在

110～120/80～90毫米汞柱，月经亦正常，腋毛，乳房，均与左侧相等，走路亦觉平稳，12月6日超声检查两肾外形大小未见异常（因未作造影，不知可靠否），原先右肾功能低下，复查肾图后亦恢复正常范围，现已全日工作，一如常人。

按：半夏白术天麻汤，此方不单纯是治太阴痰气上逆之方，更是一个调节人体机能的重要方剂，尤其是对调整血压忽高忽低者有良效。不但对发作性头痛，食后嗜睡之低血压有效，对于由于肠胃虚弱头痛体倦之高血压也有效。它之所以具有双向性是因为它有增强生理功能，使气血充盈，恢复机体自身调节的作用。这种方剂，实胜于抑制血压的药物。但其只宜施于虚性高血压，若肝阳上亢，偏于实性者则不宜用。

——（《岳美中医话集》）

第八章

升陷汤证——宗气下陷

上一章东垣立足于脾胃元气虚为本，详细地阐发了中气下陷的诸多变证，为我们做出了很好的示范。张锡纯在前人的基础上，另立一大气下陷论，着重阐发了胸中大气（即宗气）的重要功能，拟定升陷汤一方以升提胸中大气，为多种急慢性心肺疾病及部分疑难杂症的认识和治疗提供了很好的思路，做出了巨大的贡献。

●升陷汤原文(《医学衷中参西录·治大气下陷方》)

主治:胸中大气下陷,气短不足以息。或努力呼吸,有似乎喘。或气息将停,危在顷刻。其兼证,或寒热往来,或咽干作渴,或满闷怔忡,或神昏健忘,种种病状,诚难悉数。其脉象沉迟微弱,关前尤甚。其剧者,或六脉不全,或参伍不调。

生箭芪(六钱) 知母(三钱) 柴胡(一钱五分) 桔梗(一钱五分) 升麻(一钱)

加减:气分虚极下陷者,酌加人参数钱,或再加山萸肉(去净核)数钱,以收敛气分之耗散,使升者不至复陷更佳。若大气下陷过甚,至少腹下坠,或更作疼者,宜将升麻改用钱半,或倍作二钱。

一、宗气的内涵

宗气,是中焦化生的元气(水谷精气),与肺从自然界吸入的清气(氧气),结合而成,积存于胸中,又称胸中大气。宗气在胸中积存之处,称为“气海”,又名为“膻中”。

《内经》言“故宗气积于胸中,出于喉咙,以贯心脉,而行呼吸”。所以宗气的主要功能有二:①司呼吸。宗气是肺气的主要来源,肺脏一呼一吸,排浊气而纳清气,全赖宗气供能;②贯心脉,行气血。心脏跳动,依赖于宗气的鼓动,血脉中气血的运行,也依赖于宗气的推动。积于胸中的宗气,不仅源源不断地注入肺中,补充肺气,注入心中,补充心气，而且还上注脑海、五官空窍，旁注入四肢百骸，以保证其正常的功能活动。故宗气为胸中之大气，为上焦之总气。

张锡纯说：宗气能撑持全身，为诸气之纲领，包举肺外，司呼吸之枢机，其功甚伟，故宗气即是胸中大气。大气下陷，即是宗气下陷。

二、病因病机

升陷汤证的病机要点是：**宗气下陷**。张锡纯总结宗气下陷的成因有：①劳力过度：或因力小任重，或因空腹力作，或病瘥劳作；②泄泻日久，中气虚陷，导致宗气下陷；③七情太过：或哀毁过甚，或突然惊恐，或情志郁结，均会导致宗气下陷；④素体元气亏虚，渐致宗气下陷，常见于中老年人、兼有基础病史者；⑤妇人产育用力过甚，耗气伤血，致宗气下陷；⑥多言耗气，先耗肺气，累及宗气下陷；⑦服破气药太过，致宗气下陷。

三、辨证要点

1. 脉象：多见右脉沉迟微弱，或两寸脉微弱不起，甚则六脉皆无。此脉颇似阳分虚弱证，然而问诊却无虚寒之象，以此为辨。至于左脉沉细、脉数等，提示有兼夹之病机，临床须仔细分析。

2. 心肺功能失常的表现：胸闷，气短，呼气困难，咳嗽喘憋，却不伴有肩息，心悸，怔忡，心绞痛，心律失常，头晕等。

3. 气下陷的表现：常见有腹中坠痛，下腹胀，泄泻，脱肛等。

4. 兼有诸气失于统摄的表现：宗气为诸气之纲领，宗气下陷，则诸气不足。上气不足，可见神昏健忘，失音，咽干作渴，寒热往来等；中气不足，可见食欲不振，脘闷，腹胀等；下气亦虚，可见二便不利，下身浮肿，下肢痿废等。临床见症千奇百怪，但只要辨明主病机属宗气下陷者，即可从升陷汤加减治疗。

四、方药解析

黄芪：性甘温而升补，补宗气，兼能升大气。最能升补胸中宗气，为君药。

知母：性甘寒凉润，滋阴退热，与黄芪相配，防其性温助火。

升麻、柴胡、桔梗：三味风药相合，升发清阳，并能升提下陷之宗气。其中，柴胡主入肝胆经，升提少阳之气；升麻主入脾胃经，升提阳明之气；桔梗主入肺经，为诸药之舟楫，引宗气归于胸中。

全方药简力专，总以升补大气为要，俾宗气归于本位，贯心脉而司呼吸，统摄全身诸气，则其病可愈。

五、常见加减

1. 若宗气下陷严重，见有少腹坠痛等，宜倍用升麻。方中以升麻的升提之功最著，张锡纯言“其人之大气直陷至九渊，必需升麻之大力者以升提之”。

2. 若宗气虚极而下陷，常见于久病、大病、年高体弱、卧床不起者，必须加人参，大补元气，或更加山萸肉，以收敛气分之耗散。

3. 若素有肝肾阴虚的体质，常见左脉沉细芤弱、吸气困难、腰膝酸软、发脱齿摇等，宜加入滋补肝肾之品，如山萸肉、玄参、生地黄、白芍等。

4. 若宗气下陷，兼有心肺阳虚，常见胸背发凉、畏寒肢冷、舌苔白滑等，升陷汤去知母加干姜等，即回阳升陷汤，或改为苓桂剂、四逆辈再加人参、黄芪治疗。

5. 若宗气下陷，兼有肝经郁堵，常见胸胁不适、胸痛夜间加重、冠脉明显狭窄、口唇紫暗、舌下瘀等，常加入郁金、丹参等行气活血之品，或改用理郁升陷汤治疗。

六、鉴别：中气下陷与宗气下陷

中气下陷与宗气下陷的表现，有相似之处，两者都容易出现腹中坠痛，泄泻，脱肛等气虚下陷的表现。鉴别点如下。

中气下陷，是在中气虚弱的基础上，再加气陷的病证。故以脾胃为病变中心，成因多为脾胃虚弱日久、因虚而下陷。中气下陷的病症，多不危急，临床上以食不消化，纳少便溏，脘闷腹胀，四肢怠惰等脾胃见症为主。治疗上，立足于补益元气、健脾助运、升发清阳，常是参、芪、术、草并用，并配以风药，代表方如补中益气汤。

宗气下陷，立足于胸中宗气的病变，是以上焦心肺为病症中心。可因一时劳作过度，或用药不当，宗气骤然下陷，而突发心肺功能失常，往往病情危重，临床上以胸闷、气短、咳嗽、喘憋、心悸、怔忡、心绞痛等心肺病症为主，治疗上，当急升大气，常单用生黄芪益气升陷，较少使用术、草，因其补脾壅中而不用。亦可配以风药，代表方如升陷汤。

若是因脾胃久虚，中气下陷，泄泻日久，导致宗气下陷者，可于升陷汤中去知母加白术，健脾止泻升清。若只有宗气下陷者，宜急加黄芪或参芪并用，以升提宗气。若芪术并用，易壅中生胀满，反而不利于宗气的升提。

七、升补宗气法在心肺疾病治疗中的重要性

宗气，贯心脉而司呼吸，对维持心肺的正常功能，起着至关重要的作用。宗气下陷，立刻会出现胸闷喘憋、呼气困难、心悸怔忡等心肺功能异常的见症，常见于病毒性心肌炎、冠心病、心衰、COPD、休克等急危重症。宗气亏虚，心肺失助，则往往会有肺部炎症经久不消、肺纤维化、心肌变薄、瓣膜关闭不全等表现。因此，无论是在急性心肺疾病的处理，还是在慢性心肺疾病的调养善后中，升补宗气之法至关重要！

以冠心病为例：早期的冠心病心绞痛发作，用西药单硝酸异山梨酯缓释片或中药的栝蒌薤白剂，常有显著疗效。但是，冠心病发展到后期，再用前药常常疗效不佳。西医提出“巯基衰竭”的理论，中医分析关键原因在于气血亏虚，尤其是宗气亏虚！因为单纯的行气活血、化痰通痹之法，会耗损气血，尤其是耗损宗气，长期应用必会加重病情！故在其治疗上，重在配伍补气养血之品，扶助宗气。尤其对于病程较久、劳累发作、右脉偏弱者，要重视补益宗气的方法，人参、黄芪不可或缺。

张锡纯认为：“大气者，原以元气为根本，以水谷之气为养料，以胸中之地为宅窟者也”，而肺吸入自然界的清气，与体内元气相合，共成胸中大气，所以宗气虚陷的病症，在治疗上，应以升陷汤为基础方，参合肺、脾、肾的虚损，灵活加减。如脾胃元气本虚，升降紊乱者，可参、芪、术、草并用，参入补中益气汤之意；如痰浊不化者，可合入六君子汤、三子养亲汤等；如久病年高者，常兼有下元亏虚，适当加入山药、熟地黄、菟丝子等补肾纳气之品；如兼有心阳不振，水饮上冲，可合入

苓桂剂等。临证时，总宜随病症的轻重缓急，灵活加减。

八、医案举隅

医案一：气短，胁肋异物感案

陈某，男，40岁。2019年11月4日二诊。

病史：①窦性心动过缓；②慢性胃炎；③前列腺炎；④过敏性鼻炎；⑤艾灸史半年。

问诊：气短，自觉气不下沉，转即吐出。疲倦乏力，劳累后腰酸。左胁肋不适，有异物感，偶有两胁疼痛，左侧为重。左胸部似有东西堵，天热加重。两侧鼻塞。眼睛飞蚊，干涩。膝关节以下怕冷，后背易出汗，汗出后发凉。早泄、阳痿。心情抑郁10余年。初诊时考虑气分和血分瘀阻，阳气内郁，予血府逐瘀汤出入，疗效不佳。

脉诊：右脉寸细弦软，关小弦芤，尺小弦芤沉。

左脉浮弦芤，寸细软。

望诊：舌淡红，胖大，边有齿印，苔薄黄腻，舌下红，形体消瘦。

腹诊：心下悸动，腹部拘急。

辨证分析：

1. 左脉弦芤，前列腺炎，形体消瘦，劳累后腰酸，眼睛干涩、飞蚊，长年抑郁，胁下疼痛、异物感，左胸堵胀感，腿脚发冷，为肝血不足，阳气内郁（四逆散证）。

2. 双寸脉细软，窦缓，气短，疲倦乏力，鼻塞，用血府逐瘀汤疏通乏效，提示兼有宗气下陷、清阳不升（升陷汤证）。

拟方：四逆散合升陷汤加减。

柴胡6g　　枳壳6g　　白芍20g　　炙甘草6g

桔梗 6g　　生黄芪 20g　　知母 10g　　升麻 3g

生龙牡各 20g　　炒枣仁 15g　　丹参 10g

14 剂，颗粒剂，日 1 剂，开水冲服。

2019 年 11 月 18 日复诊：自述服用上方感觉很好，两胁无不适感，气短明显减轻。但停药后又出现短气懒言，近来纳差，左胁有微疼，岔气感，晨起口苦。

脉诊：右脉小弦芤寸弱。

左脉小弦芤，寸沉细软弱。

望诊：形体消瘦，舌偏红，胖大边有齿印，苔薄黄。

腹诊：心下悸动，自觉右下腹时疼。

辨证分析：此次气短好转、两胁无不适，提示药已中病。但停药后反复，右脉弦芤，舌胖大有齿印，腹诊有心下悸动，考虑兼有水饮上冲（苓桂术甘汤证）。

拟方：苓桂术甘汤合升陷汤。

茯苓 12g　　桂枝 9g　　白术 6g　　炙甘草 6g

升麻 6g　　黄芪 30g　　柴胡 6g　　知母 15g

人参 10g　　生龙牡各 20g（先煎）

7 剂，颗粒剂，日 1 剂，分 2 次服。

结果：服 3 剂气短几无，改善明显，其他症状缓解，后几剂稍有反复。后续采用四逆散、升陷汤等方治疗一段时间，气短、胁肋异物感消失，随访未复发。

医案二：气短

李某，男，53 岁。2019 年 11 月 27 日就诊。

病史：糖尿病、甲状腺多发结节，最大 1cm×1cm，经治疗缩小至 0.6cm×0.48cm。

问诊：气短，劳累后胸口发空乏力。言语多则咽干咽痛，喜清嗓子。易上火，上火则牙痛。右耳鸣，腰酸，3 点醒后难再入睡。纳可，大便正常，无反酸烧心，无明显怕冷怕热。

脉诊：左寸细软弱，关小弦滑芤软，尺沉小弦芤。

右寸沉细弱，关小弦稍滑，尺沉。

望诊：指甲黑，舌偏红苔薄黄裂纹偏胖大，舌底红稍瘀。

腹诊：阴性。

辨证分析：

1. 右寸脉沉细弱，气短，提示大气下陷，升举无力（升陷汤证）。

2. 左脉寸细软，关小弦滑芤，言语多则咽干咽痛，耳鸣，腰酸，易上火牙痛，提示气阴两虚，阴虚阳浮（生脉散证加元参）。

拟方：升陷汤合生脉散加减。

生黄芪 28g	知母 15g	醋柴胡 5g	桔梗 5g
升麻 6g	人参 10g	五味子 6g	黄连 3g
丹参 15g	元参 10g		

7 剂，颗粒剂，日 1 剂，分 2 次服。

结果：患者自述气短明显减轻，右耳鸣、眼干涩、咽干好转，诸症缓解，后继续于我处治疗糖尿病与甲状腺结节。

第九章

风药论治疑难病的经验举隅

前一章节已对李东垣活用风药论治脾胃病的学术思想，及不同风药的特性做了详细的论述。临床上确有一些疑难病，如慢性胃肠炎、顽固的皮肤病、过敏性疾病、风湿免疫性疾病等，运用常规的中西医治疗方法乏效，如果深究其原因，往往是忽略了风邪内伏的因素！

临床研究发现，针对这类病症，唯有用风药，或宣肺透邪，或升发清阳，或调畅三焦，或条达肝胆，或燥湿醒脾，或透发伏火，才能有透邪外出、宣展阳气、恢复升降、五脏安和的速效！因此，掌握某些疑难病从风论治的相关规律，厘清诸祛风名方证的辨证要点，借鉴学习东垣用风药论治太阴病的经验，会为某些疑难大病开一大法门，故特作此论，以广其义。

一、风致百病论

“风为百病之长”，出自《素问·风论》。此篇经文，重点阐述了风邪致百病的理论，并列举了风邪客于不同部位的临床表现。后世医家对于“风为百病之长”的解读，大多从风邪为外感六淫之首、风邪为外邪致病的先导等入手，其实是对风致百病的片面理解。

风邪，四季皆有，其性轻扬开泄。外感六淫致病，常兼风邪为患。风性善行而数变。风邪袭人后，或表或里，或气或血，无处不到，皆因所附丽之气血或邪气而异。风客肌表，可见脉浮、汗出、恶风、身痒等症；风邪袭肺，可有咳痰、喘逆、咽痒、鼻塞、胸闷等症；风水相搏、三焦失常，可见面睑肢体浮肿，小便不利等症；风邪侵袭筋骨，可见肢体关节游走疼痛等；风邪客于经络，可见口眼㖞斜、肌肉僵直、肢体痉挛等；风邪客于肠胃，可见肠鸣、矢气、泄泻、大便有泡沫等；风热相搏、内迫营血，可见肠风、便血、抽搐、斑疹等。

总之，外风致病多端，可致临床各科疾病。治疗上，**只有因势利导、祛风透邪，才能避免风邪持续损伤内脏，才能从根本上逆转病情的进展！**

其实，临床上很多久治不愈的疑难病，看似是“内伤病”，如果追问病史、详参脉症，你会发现其患病之初，常有因感受外邪而起病的病史，是外邪久伏不去，导致机体的脏腑功能失调，疾病因此而迁延不愈。因此，治疗上特别强调祛风透邪，给邪以出路，这是不二之选。

张仲景的六经辨证体系，给我们做出了很好的示范。如外感误下伤脾胃，导致泻利不止者，主用人参汤温中扶阳，并加桂枝一味，以祛风散寒，透邪出表。细察经方之中，凡属风寒之邪内陷者，仲景常加入桂枝一味，以透风散寒，透邪外出，即是此意。然而，张仲景对于风邪久伏致病者，论述较少。后世李东垣讲风邪致病，并活用风药治病，极大地丰富了风药的临床应用范围，力补仲景之不逮。

（关于六经辨证体系的重大临床价值详见于《余秋平讲〈伤寒论〉之厥阴病篇》）

风致百病之说，虽然重在阐述外风致病之理，属外感病的范畴。但有些疾病，虽非外感起病，却因为过食瓜果冷饮、多思抑郁、劳倦过度等，导致阳气郁遏，脏腑失调而形成，仍然可以借用风药之特性，以升发清阳、开宣气机、调畅三焦，从而达到恢复脏腑机能的效果。

二、人参败毒散证：风湿郁伏，元气虚馁

●人参败毒散原文（《太平惠民和剂局方》）

伤寒时气，头痛项强，壮热恶寒，身体烦疼，及寒壅咳嗽，鼻塞声重，风痰头痛，呕哕寒热，并皆治之。

柴胡（去苗）　甘草（爁）　桔梗　人参（去芦）　芎䓖　茯苓（去皮）　枳壳（去瓤，麸炒）　前胡（去苗，洗）　羌活（去苗）　独活（去苗）

上十味，各三十两，为粗末，每服二钱，水一盏，入生姜、薄荷各少许，同煎七分，去滓，不拘时候，寒多则热服，热多则温服。

原方主治："伤寒时气"。外感风湿邪毒，郁遏肌表，故有"头痛项强，壮热恶寒，身体烦疼"；肺气失宣故见"咳嗽，鼻塞声重"。

人参败毒散证的病机要点是：**风湿邪毒郁伏或内陷，兼肺脾气虚，无力透邪外出**。其中，风邪郁伏是关键！如为急性外感病者，气虚证或不明显；若病程迁延，邪气留恋者，必有肺脾气虚、无力祛邪之内因。

本病主要是外风夹湿，也有气虚内湿的因素，故可兼见舌苔腻、身体沉重、顽固性湿疹、面色垢、小便不利、大便不畅或溏黏等湿象。

人参败毒散的组方特点如下。

（1）选用各经的风药，以祛风胜湿、透邪外出。羌活，入太阳经，祛上半身的风湿；独活，入少阴经，祛下半身风湿；羌、独活，合而祛一身风湿之邪。柴胡，入肝胆经之气分，透散肝胆经之风邪；川芎，入肝经之血分，活血兼祛血分之伏风；前胡，入手太阴肺经，宣肺透风；薄荷，入肝胆经，透风散火，清利头目。诸风药，合而搜剔全身上下之风湿之邪，或伏风郁火。

（2）桔梗，入胸，主升；枳壳，入腹，主降；两药合而一升一降，宣畅全身之气机；佐以茯苓，入脾经，健脾利水，杜绝水湿之内生。

（3）主以人参，入肺脾肾，大补元气；助以炙甘草，补中气；助以生姜，入胃，温胃发汗，蒸津液，开腠理。人参等与诸风药相合，大补元气，助风药透邪之力，即喻嘉言所说的“以为驱邪之主，使邪气得药，一涌而去，全非补养虚弱之意”也。

●临证心得

（1）用于风寒夹湿之新近感冒：常见脉浮、恶寒发热、鼻塞身重、头身疼痛等。若气虚表现不明显，可径用原方剂量，或易以荆防败毒散，快速透邪外出。

（2）用于久病不愈之感冒者：必有肺脾气虚的因素，常伴有困倦乏力、舌胖大、右寸关偏弱等见症，我会灵活调整药物的比例，重用参、草而轻用风药，扶正为主，兼以祛邪之法，安全有效。

（3）用于急慢性肠炎、痢疾等脾胃病症：此类病症常有腹泻、腹胀、腹痛等见症。若先有外感病因，或因失治、误治，导致风邪内陷，最适宜用人参败毒散，逆流挽舟。若问不出外感病史，用常法止泻无效者，可试用风药透邪升清以止泻，常有神效。

（4）用于慢性皮肤病：包括湿疹、银屑病、神经性皮炎、荨麻疹等，大多有外感起病、失治误治的因素，病机属风湿邪毒郁伏者，可用人参败毒散治疗。

（5）用于过敏性疾病：包括过敏性紫癜、过敏性鼻炎、过敏性皮炎等，常有风邪郁伏或内陷的因素，适用于人参败毒散透发伏风而获效。

●医案举隅

医案一：糖尿病、牛皮癣、血小板减少案

惠某，男，54岁。2019年6月5日初诊。

病史：①糖尿病发现7个月，曾服二甲双胍4个月，腹泻，现已停药。②牛皮癣30余年，20多岁应用激素、外用药治疗，未效。目前未服他药。③血小板低，50×10^9/L左右，原因不明。

问诊：牛皮癣分布于后背、双下肢，以大腿内侧为重。近20多年来，食凉即腹痛、腹泻。怕冷，心慌，胸闷痛，心电图正常。吃黄芪、枸杞子等会发热。

脉诊：左脉浮弦有力。

右关浮弦滑有力，寸小软，尺沉弦有力。

望诊：舌偏红，苔薄黄腻，舌下瘀，鼻头红紫血丝多。

腹诊：心下压痛，小腹压痛，腹部拘急。

辨证分析：

1. 左脉浮弦，苔薄腻，牛皮癣，怕冷，胸闷痛，考虑风湿邪毒郁伏，壅遏胸中气机。

2. 右寸小软，牛皮癣的病程较长，心慌，考虑久病气虚，无力透邪外出。结合1、2两点，辨为人参败毒散证。

3. 右关浮弦，食凉则痛泻，考虑肝旺乘脾（痛泻要方证）。

4. 右关滑而有力、舌偏红苔黄腻、心下压痛，糖尿病，食补药易上火，考虑痰热结胸（小陷胸汤证）。

5. 腹部拘急，小腹压痛，舌下瘀，鼻头红紫血丝多，兼有血虚血瘀。

6. 目前以风湿邪毒郁伏、痰热结胸、肺脾气虚等气分证为主，故治以疏通气分、透达风邪为先，待气分壅滞渐去，再兼顾血分证为妥。

拟方：人参败毒散合痛泻要方合小陷胸汤加减。

羌活 3g	独活 3g	荆芥 3g	防风 3g
前胡 3g	枳壳 3g	川芎 3g	党参 3g
当归 3g	桔梗 3g	茯苓 3g	炒白芍 6g
炒白术 6g	陈皮 3g	黄连 3g	姜半夏 10g
全瓜蒌 15g	柴胡 3g		

14 剂，颗粒剂，日 1 剂，分 2 次服。

结果：心慌、胸闷减轻，怕冷减轻；后背、双下肢牛皮癣色明显变浅，再以前方加减治疗。

医案二：湿疹案

陈某，男，42 岁。2017 年 12 月 3 日就诊。

病史：①全身皮肤湿疹 30 年，胸背皮肤红疹近 20 年，从小有臀部暗疮；②幼时母乳喂养时母亲得乳腺炎，用过抗生素；③抽烟史；④喜饮花茶。

问诊：湿疹主要分布于腿、臂、背、颈外侧，痒，结白痂，夜间干痒甚，夏天或到南方地区则加重，情绪不畅亦加重，手掌春秋换季则起皮，极少出汗，怕冷。时干咳，咽痒无痰，近几年易疲劳，时胸闷气短，心悸，头晕，多梦，早醒，时入睡困难。小便黄有泡沫。常腹胀，大便溏软、日一次，食辣则腹泻，喷、臭、黏。

脉诊： 左寸浮滑，关弦长偏浮，带芤带弱。

右脉浮芤缓，关浮弦稍带滑。

望诊： 形体壮实，舌淡红，尖偏红，胖大，齿印，右侧苔花剥，中根黄厚腻。

腹诊： 脐下稍有压痛，右胁叩痛，小腹稍拘急。

辨证分析：

1. 两脉浮，湿疹分布于外侧，全身痒，不易出汗，咽干痒时咳，为外风郁伏。

2. 左脉带芤带弱，湿疹逢春秋季、夜间、情绪不畅则加重，眠差，为血虚生内风。

3. 右脉芤缓，芤为虚，缓为湿，腹胀腹泻，大便溏软，小便有泡沫，到夏季或南方加重，为脾虚生湿。

4. 既有外风，又有内风，素体脾虚有湿，内湿外湿相引，风邪湿毒郁伏于表，治宜先散外风为主，待外风渐去，再行养血疏肝、健脾祛湿为治。

拟方： 人参败毒散加减。

荆芥 3g	防风 3g	独活 3g	羌活 3g
前胡 3g	柴胡 3g	枳壳 3g	桔梗 3g
川芎 3g	茯苓 3g	炙甘草 3g	生姜 5g
生白术 3g	党参 3g	当归 5g	赤芍 5g
大枣 10g	紫草 5g	白芍 5g	葛根 10

7 剂，颗粒剂，日 1 剂，分 2 次服。

医嘱： 停饮茶，调畅情绪，清淡饮食。

结果： 患者述服上方湿疹瘙痒明显减轻，面积逐渐缩小，心慌气短消失，续以前方加减治疗，后未复诊。

医案三：湿疹案

唐某，女，40岁。2019年4月就诊。

问诊： 去年5月开始起湿疹，分布于后背、脐周，破口不易愈合。脱发，多梦，大便干，月经量偏少。

脉诊： 右寸细弱，关小弦滑偏浮，尺沉细滑。

左小弦滑软。

望诊： 舌淡红，苔薄黄，根剥苔。

辨证分析：

1. 后背、脐周湿疹，为风湿郁表。

2. 右寸细弱，破口难以愈合，为阳气亏损。

3. 左脉软，舌根花剥苔，中年女性，脱发，多梦，便干，月经量少，兼有肝肾亏虚。

拟方： 人参败毒散合四物汤出入。

荆芥6g	防风6g	柴胡3g	前胡3g
枳壳3g	党参10g	桔梗3g	当归10g
生白芍10g	川芎3g	茯苓10g	鹿角片10g
熟地黄20g	阿胶6g		

7剂，颗粒剂，日1剂，分2次服。

结果： 7剂药后患者自述背湿疹、脐周湿疹好转明显，再以前方加减治疗一段时间，基本痊愈。

医案四：过敏性紫癜性肾炎案

郑某，男，7岁。2019年11月20日初诊。

病史： 过敏性紫癜，2018年确诊，2019年检查尿潜血（+），一直有皮疹，2019年10月份上学后感冒复发，有黄黏痰，尿潜血（++）、尿蛋白（±），肺炎支原体抗体阳性1∶92，曾用过激素治疗，现口服玉屏风、双嘧达莫、阿魏酸、孟鲁司特钠。

问诊：手指尖皮疹，双下肢、包皮处有紫癜，色暗红。时有黄涕、偶喷嚏，口臭，饮水略多。大便成形，食欲可。发病时腹痛，脚踝处皮疹发痒，睡觉时易踢被，小便晨起黄、少量泡沫。

脉诊：左弦滑较有力。

右滑数芤稍带弦。

望诊：舌淡红苔白厚腻，咽后壁有滤泡、浓痰，扁桃体肿大不红。

腹诊：阴性。

辨证分析：

1. 双下肢、包皮处有皮疹，瘙痒，咽后壁有滤泡，喷嚏，时有鼻涕，病情因感冒复发或加重，提示有外风郁伏于表。

2. 右脉滑，咽后壁浓痰，苔厚腻，夹有湿浊为患。

3. 右脉芤，病情迁延不愈，外风留恋不去，必有肺脾气虚。结合1、2、3点，辨为人参败毒散证。

4. 过敏性紫癜，皮疹色暗红，尿潜血（++），睡眠不安，为血分有瘀有热（加赤芍、紫草、茅根）。

5. 左脉弦滑较有力，扁桃体肿大，黄涕，黄黏痰，口臭，小便黄，兼有少阳热未去（加柴胡、黄芩）。

拟方：人参败毒散出入。

黄芩 6g	陈皮 6g	黄芪 10g	党参 15g
羌活 3g	独活 3g	荆芥 6g	防风 6g
桔梗 3g	枳壳 3g	柴胡 6g	前胡 3g
赤芍 10g	紫草 30g	白茅根 10g	生甘草 6g
炒莱菔子 15g			

7剂，颗粒剂，日1剂，分2次服。

结果：皮疹范围缩小，颜色转淡，瘙痒好转。睡眠明显改善，纳多，无盗汗，鼻涕已无，口臭改善；后陆续以人参败毒散、升降散、麻杏石甘汤等配以理血之品，透发气分血分的风热邪毒，皮疹持续好转。

医案五：过敏性紫癜性肾炎、荨麻疹案

耿某，男，8岁。

问诊：过敏性紫癜性肾炎一年，发病时双腿突然出现瘀点，检查：尿蛋白（+）、尿红细胞40–50。荨麻疹多年，分布于前胸后背，色鲜红、成大片，得肾炎后严重。平素感冒频繁，睡眠来回翻滚，头发干枯，大便成形，小便有泡沫、气味不大、小便不畅。

脉诊：右滑软。

左滑芤稍带弦。

望诊：舌淡暗红苔薄黄腻，根部有红颗粒，扁桃体肿大，面有虫斑，屁股上有疮。

腹诊：右胁叩痛。

辨证分析：①外风夹湿郁伏不去；②外邪内陷血分，血分有瘀有热；③素体气虚，无力透邪。

拟方：人参败毒散加黄芪、知母、赤白芍。

党参10g	荆芥6g	防风6g	柴胡3g
前胡3g	羌活2g	独活2g	川芎2g
桔梗3g	茯苓3g	生甘草3g	黄芪15g
知母10g	赤芍10g	生白芍10g	枳壳3g

7剂，颗粒剂，日1剂，分2次服。

结果：尿红细胞已无，服上方屁股疮略有好转，荨麻疹好转明显。

医案六：牛皮癣案

王某，男，58岁。2018年12月22日就诊。

问诊：牛皮癣多年，散在分布于颈部、上肢、双下肢、臀部、腹部，

皮肤瘙痒，夜间痒甚，冬季加重，吃羊蝎子、喝啤酒后爆发式加重，平素不易汗出。

脉诊： 左脉浮细芤软。

右脉沉细弱软，稍带滑，尺沉弱。

望诊： 形体偏实，舌质偏红，苔薄黄腻。

腹诊： 阴性。

辨证分析：

1. 左脉浮，牛皮癣，皮肤瘙痒，不易汗出，为风邪郁伏于表。

2. 右脉弱，冬季、喝啤酒后加重，舌苔腻，病程久，兼有脾气虚内湿，无力透邪。

3. 左脉细芤，舌偏红，苔黄，瘙痒夜甚，吃羊蝎子后爆发式加重，兼有阴血不足，血虚生内风。

4. 目前以风湿邪毒在表为主，兼有气虚生湿、血虚生风，视其形体壮实，以邪实为主，治宜快速透邪，故人参败毒散遵原方比例，风药与补药等量，再额外加入荆防透邪，归芍养血，苍术燥湿为治。

拟方： 人参败毒散加减。

党参 10g	炙甘草 6g	茯苓 10g	川芎 10g
羌活 10g	独活 10g	柴胡 10g	前胡 10g
枳壳 10g	桔梗 10g	当归 10g	白芍 10g
苍术 10g	荆芥 12g	防风 10g	

7 剂，颗粒剂，日 1 剂，分 2 次服。

结果： 服药 7 剂后，患者自述牛皮癣明显好转，四肢皮损范围明显减小，瘙痒不显，后用前方气分药、祛风药减半治疗数周，牛皮癣持续好转，四肢唯遗留小腿、臀部些许色素沉着，腹部皮损有好转，患者后因他故未来复诊。

三、痛泻要方证：肝风乘脾、脾虚肝旺

●痛泻要方原文（《丹溪心法》）

主治：痛泄

炒芍药二两　防风一两　炒白术三两　炒陈皮两半

上锉，分八贴，水煎或丸服。久泻者加升麻六钱。

注：痛泻要方，最早记载于《丹溪心法》，此方名首载于《医方考》。

痛泻要方主治“痛泄”之证。表现为便前腹痛，泻后腹痛若失，或泻后腹痛明显减轻。

其病机要点是：**脾虚肝旺、肝风乘脾**。一方面，脾虚不运、湿邪内生；另一方面，血虚肝旺，肝旺必乘脾土。脾主大腹，故常见腹痛腹泻，腹泻之后，风去湿减，气机得畅，故泻后痛减。

痛泻要方之中，防风可祛风以疏肝，合白芍滋养肝阴，以平肝亢。因肝为风脏，风气通于肝。外风入客于肝，则肝气易郁，如复兼肝阴虚阳亢者，则肝郁而亢逆，极易乘克脾土，故易见痛泻时作之症。

逍遥散证，也有肝血虚而郁、肝郁克脾之机，其方虽可养血疏肝而息内风，但祛外风，则力所不及。外风入肝，肝郁克脾，不去外风，其病必然难已。这是两方证的主要区别。

该方最妙之处，在于只加一味防风。防风，气辛味香、质润不燥，可宣散外风、疏肝解郁，兼能升发清阳，合白芍滋阴养血，以柔肝平肝，疏肝祛风而不燥；加入白术，健脾以祛内湿；佐以陈皮，行气宽中。全方合而抑木扶土、疏肝健脾、除痛止泻。

方后注：“久泻，加升麻六钱”。因为腹泻日久，常有脾胃清阳下陷，

加入一味升麻，也是风药，最善升阳举陷。如脾胃元气虚突出者，必须加入人参、黄芪，以益气升阳，或易以升阳益胃汤，补气和胃、祛风升清为妥。

总结，痛泻要方的辨证要点：①腹痛腹泻，泻后痛减或痛失，常有因受风或情绪紧张而加重的特点；②腹泻急迫，肠鸣，矢气连连，大便中有泡沫或带绿色，提示有肝风乘脾；③常伴有表证的特点，如荨麻疹、湿疹、身痒、鼻塞、流涕等表现。

●医案举隅

医案一：腹泻案

李某，女，63岁。2019年5月13日初诊。

病史：①胃炎；②反流性食管炎；③左侧肩周炎。

问诊：嗳气，曾反酸烧心，每日腹泻，便稀，偶尔喷，腹胀，乏力，胃怕冷、胃疼多年，食青菜后则肠鸣腹泻，左侧肩膀疼，怕风怕冷，颈硬。平素长期服用黄芪、生脉饮等。

脉诊：左寸沉细弱，关沉细弦弱，尺沉弱细。

右寸沉细弱，关沉细弦带滑弱，尺沉细弱。

望诊：舌暗红，胖大，偏黑，根黄腻苔，舌下瘀；面黄暗，唇暗。

腹诊：腹部拘急，心下按之不适，心下叩不适，两胁叩痛。

辨证分析：

1. 腹胀，不能吃青菜，食后肠鸣腹泻为肝脾不调（痛泻要方证）。

2. 每日腹泻，便稀，偶尔喷，腹胀，胃怕冷、胃疼多年，乏力，面黄暗为脾阳虚兼见肾阳虚（附子理中丸证）。

3. 嗳气，反酸烧心，胃疼，左关脉弦，胆热犯胃、胆胃气逆（左金丸证）。

拟方：痛泻要方、附子理中丸合左金丸。

防风 6g	炒白芍 6g	炒白术 10g	陈皮 6g
人参 15g	炮附片 20g	干姜 10g	炙甘草 6g
葛根 15g	羌活 3g	当归 10g	黄连 1g
吴茱萸 1g			

7 剂，颗粒剂，日 1 剂，分 2 次服。

结果：服上方大便变干，睡眠好转，但近日又饮食不干净，开始腹泻，睡眠变差；怕冷好转，颈僵改善。后用归脾汤合痛泻要方善后。

医案二：腹胀、腹泻案

余某，男，59 岁。2007 年 7 月 18 日初诊。

问诊：左上腹胀，嘈杂，恶心欲吐，饥不欲食，受凉后腹胀，腹痛起包块，痛甚，反酸，肠鸣，面黄，进食油食易腹泻，口干渴，眠可，腰酸痛。

脉诊：脉弦滑。

望诊：舌红绛，苔薄白。

辨证分析：

1. 口干渴，右关脉滑，为胃热。

2. 反酸嘈杂，恶心欲吐，胃胀，左关脉弦滑，为胆热犯胃，胆胃气逆。

3. 饥不欲食，肠鸣，进食油食易腹泻，必有痰湿困脾。综合呃、痞、利、肠鸣四症，必具半夏泻心汤证。

4. 受凉后腹胀，腹痛起包块，痛甚为肝脾不调（痛泻要方证）。

拟方：半夏泻心汤合痛泻要方出入。

黄连 3g	黄芩 6g	干姜 10g	党参 10g
炙甘草 6g	大枣 5 个	法半夏 15g	柴胡 10 g
防风 10g	白芍 10g	陈皮 10g	白术 5g
乌梅 10 个	生姜 3 片	炮附片 15g	

3剂，颗粒剂，日1剂，分2次服。

结果：效果明显。

岳美中医案：风泄案

陈某某，男性、患慢性肠炎，日泄泻四五次，泻前腹漉漉作响而痛，痛则急登厕，矢气多，溏便掺泡沫。认为属风泄症，投予刘草窗痛泻要方（白术12g，白芍9g，陈皮6g，防风3g）以和肝健脾。数剂，基本痊愈。

何廉臣曰："风泄，即肠风飧泄。《内经》所云久风为飧泄，此症甚多，医者往往误认为食积化泻，或认为湿积所致，而不知伏风之为病，以致邪气留连，乃为洞泄，不可挽回者数见不鲜。此案引经证医，探源用药，妙在刘草窗法，确是飧泄专方，用多奏效。接方用钱氏异功散加味，惬合清气在下则生飧泄之经旨，故为医者，不可不精究内经也。"这是能抓住当时客观存在的现象，加以分析，辨明风泄与食积作泻湿积致泻的不同，从辨证上找到施治的依据，反过来更从施治上印证出辨证的精确。

——（岳美中《岳美中医案集》）

四、升阳散火汤证

详见于第七章第五节 升阳散火汤证——郁火内盛，元气不足。

五、升阳益胃汤证

详见于第七章第三节 升阳益胃汤证——元气亏虚，湿困中焦，阳气郁滞。

六、风药诸方的鉴别（表11）

1. 人参败毒散证，多由外感起病，核心病机是风湿邪毒郁伏或内陷，气虚证不明显，病位偏于表，治疗上以宣散外邪为主，用风药重在祛风胜湿、透邪外出，佐以人参益气扶正。

2. 升阳散火汤证，多先有脾胃不足或肝血亏少的体质，再因“过食冷物”等，导致阳气不得升发、郁遏化火，核心病机是郁火内盛，气虚证也不明显，病位波及表里内外，治疗上以宣散郁火为主，用风药重在火郁发之，佐以参、草益气和中，白芍养血柔肝。

3. 升阳益胃汤证，多见于内伤病中，核心病机是脾胃元气亏虚，继发清阳不升、湿浊困脾、气机郁滞，可兼有外邪不去，病位偏于里，治疗上以益气升阳为主，用诸风药重在升发清阳、宣畅气机。

4. 痛泻要方证，多见于内伤病中，核心病机是肝脾不调，病位偏于里，治疗上以调和肝脾为主，配伍防风重在调肝解郁、醒脾理气。

表11 风药诸方的鉴别

方证	人参败毒散	升阳散火汤	升阳益胃汤	痛泻要方
病机	风湿邪毒郁伏或内陷	郁火内盛	脾胃元气亏虚，继发清阳不升，湿浊困脾，气机郁滞	肝脾不调
病位	表	表里内外	表、里	里
治法	宣散外邪	宣散郁火	益气升阳	调和肝脾
风药作用	祛风胜湿 透邪外出	宣散郁火	升发清阳 宣畅气机	调肝解郁 醒脾理气

七、运用风药的指征

临床上，存在很多疑难大病，病情复杂，常法难效，需要医生有足够的知识储备，并开发自己的智慧，去仔细分析、研究。在这个时候，有灵活而宽阔的思路，无疑能在最短的时间内切入病情，找到解决的方法。结合本人临床三十多年的心得，对可能会运用到风药的指征，总结如下。

1. 脉象：脉浮或浮弦。可能见于左脉，也可能见于右脉；可能三部俱浮，也可能两寸浮大。总之，脉见浮象，脑子里便要考虑有无表未解的可能，并参考是否有用风药透邪的依据。

2. 表证：鼻塞、打喷嚏、头身疼痛、恶寒、不易汗出等。

3. 皮肤病：湿疹、牛皮癣、荨麻疹等。

4. 过敏性疾病：过敏性鼻炎、过敏性紫癜、过敏性皮炎等，大多有风邪郁伏或内陷血分的因素，常须风药以透邪外出、宣畅气机。

5. 顽固性腹泻：急慢性胃肠炎症，其腹泻用温阳、固涩、益气、清热等常法乏效，常有外风郁伏或清阳不升的原因，只有用风药宣散外邪、升发清阳、调畅气机，腹泻方愈。

6. 肝经系统疾病：肝气郁滞证，从养血疏肝久治不应者，可考虑从风药升发肝胆之气、宣畅气机、升发清阳来论治。

7. 风湿免疫性疾病：常有身体疼痛之症，从内伤病论治，用养血、活血、清热、温阳等法无效，考虑一有表气郁滞，二有外邪未解，可配伍风药，以疏解表气，透发外邪，调畅气机。